Psychische StörungsBILDER

Andrea Prölß · Thomas Schnell
Leona Julie Koch

Psychische StörungsBILDER

Springer

Andrea Prölß
Haibach, Deutschland

Leona Julie Koch
Hamburg, Deutschland

Thomas Schnell
Klinische Psychologie
Medical School Hamburg
Hamburg, Deutschland

ISBN 978-3-662-58287-9 ISBN 978-3-662-58288-6 (eBook)
https://doi.org/10.1007/978-3-662-58288-6

Die Deutsche Nationalbibliothek verzeichnet diese Publikation in der Deutschen Nationalbibliografie; detaillierte bibliografische Daten sind im Internet über http://dnb.d-nb.de abrufbar.

Image Source: by deblik, Berlin

Springer ist ein Imprint der eingetragenen Gesellschaft Springer-Verlag GmbH, DE und ist ein Teil von Springer Nature
Die Anschrift der Gesellschaft ist: Heidelberger Platz 3, 14197 Berlin, Germany

Inhaltsverzeichnis

1 Einleitung

Psychische Störungen treten relativ häufig auf. Gemessen daran ist es erstaunlich, dass sie immer noch ein Tabuthema darstellen und gesellschaftlich leider immer noch ziemlich stigmatisiert sind. In bestimmten Kreisen trauen sich Betroffene nicht, über ihre Diagnose zu sprechen, da sie (teilweise sogar zu Recht) befürchten, ausgegrenzt zu werden oder sonstige Nachteile zu erfahren. Zwar sind bestimmte psychische Störungen, insbesondere Depressionen oder Suchterkrankungen, zeitweise medial sehr präsent. Das ist u. a. häufig der Fall, nachdem Prominente aufgrund entsprechender Schwierigkeiten auffällig geworden sind. Doch selten bleibt eine öffentliche Auseinandersetzung mit der Thematik nachhaltig aktiv. Meistens dauert es nur wenige Wochen, bis die allgemeine Anteilnahme wieder abgeklungen ist. Und wie immer, wenn Themen nicht klar und offen kommuniziert werden, entstehen Mythen und Gerüchte, die sich schnell verbreiten und dann hartnäckig persistieren. Entsprechend

A. Prölß et al., *Psychische StörungsBILDER*,
https://doi.org/10.1007/978-3-662-58288-6_1

gelten Menschen mit Schizophrenien als gefährlich und unberechenbar, Menschen mit Depressionen gelten als schwach, sodass häufig lieber von Burnout gesprochen wird. Denn ein Burnout bedeutet ja, dass der Betroffene so hart gearbeitet hat, bis sein Körper schlicht nicht mehr konnte. Und ein Depressiver? Der scheint den heutigen Anforderungen einfach nicht gewachsen zu sein.

Das vorliegende Buch möchte einen Beitrag dazu leisten, mit derartigen Vorurteilen aufzuräumen, und helfen, ein besseres Verständnis für psychische Störungen zu entwickeln. Die StörungsBILDER nähern sich der Thematik auf eine kreative Weise, die aus der therapeutischen Arbeit mit Patienten der entsprechenden Diagnosen resultierte: In den Zeichnungen werden die Charakteristika der Störung, der Leidensdruck, aber auch die Ressourcen der Betroffenen veranschaulicht. Begleitende Texte fassen das aktuelle Wissen über Symptomatik, Verbreitung und Prognose kurz zusammen. Das Buch richtet sich an alle Menschen, die sich für das Thema interessieren – seien es Betroffene selbst, Angehörige oder einfach allgemein Interessierte.

Nachfolgend wird übrigens synonym von psychischer Erkrankung und psychischer Störung gesprochen. In der Fachliteratur sind beide Begrifflichkeiten anzutreffen, obschon eigentlich der Begriff der Erkrankung aus dem Katalog der psychischen Störungen entfernt wurde. Der Begriff der Störung wurde als wertneutraler betrachtet und soll zudem berücksichtigen, dass bislang noch kein hinreichendes Wissen über die Ursachen der Störungen existiert. Dennoch erleben viele Menschen gerade die Bezeichnung der Störung als stigmatisierend, da „gestört“ sein im allgemeinen Sprachgebrauch eine sehr abwertende Konnotation hat.

2

Alzheimer-Demenz

2.1 Symptomatik

Eine Demenz bezeichnet die Abnahme des Gedächtnisses und des Denkvermögens mit beträchtlicher Beeinträchtigung der Aktivitäten des täglichen Lebens. Es gibt verschiedene Arten von Demenzen. Die Alzheimer-Demenz (Abb. 2.1), die bei Menschen ab dem 65. Lebensjahr auftritt, ist die häufigste Demenzform und wurde nach dem Arzt Alois Alzheimer benannt. Er hat zu Beginn des 20. Jahrhunderts erstmals die charakteristischen Veränderungen im Gehirn einer verstorbenen Patientin festgestellt. Dabei lagern sich im Gehirn Eiweißstoffe ab (sog. Amyloid), es kommt zu einem Verlust von Neurotransmittern, den Botenstoffen des Gehirns, mit denen verschiedene Hirnregionen miteinander kommunizieren, und es wurden entzündliche Prozesse und der Abbau von Nervenzellen beobachtet. Auf der psychologischen Ebene wird die Aufnahme, Speicherung und Wiedergabe von

A. Prölß et al., *Psychische StörungsBILDER*,
https://doi.org/10.1007/978-3-662-58288-6_2

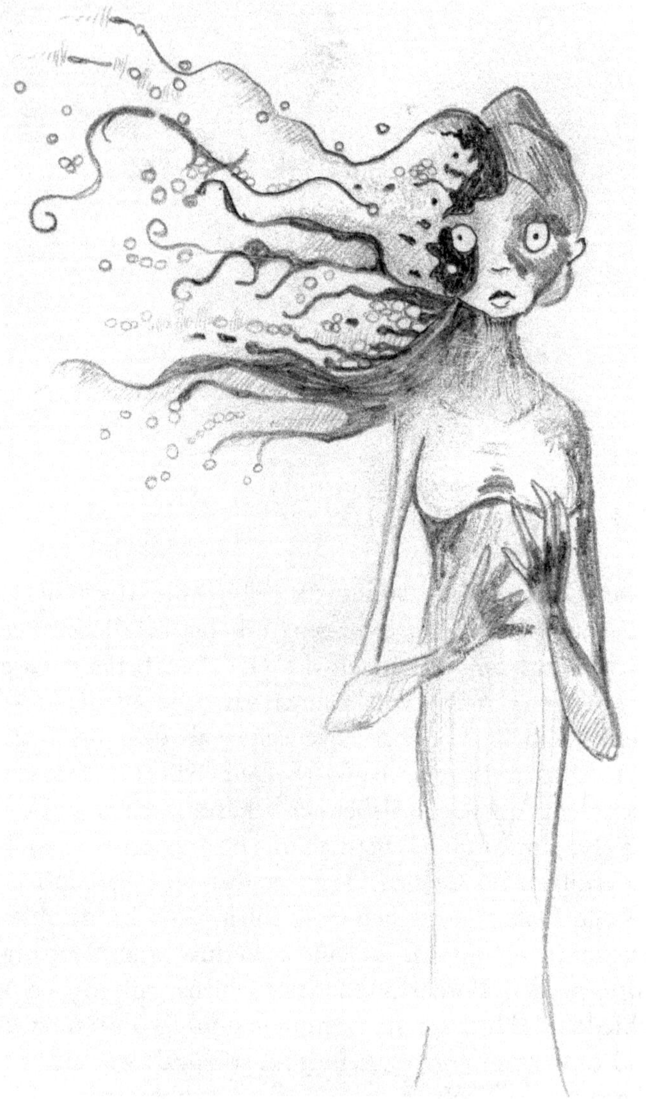

Abb. 2.1 Alzheimer-Demenz. (Adaptiert nach Shawn Coss, mit freundlicher Genehmigung)

Informationen reduziert und später ganz verhindert. Auch früher Erlerntes kann besonders in den späteren Stadien der Demenz verloren gehen. Zudem bestehen eine Beeinträchtigung des Denkvermögens, der Fähigkeit zur Urteilsbildung und eine Abschwächung des Ideenflusses. Die Aufmerksamkeitsfähigkeit nimmt im fortschreitenden Stadium immer weiter ab, und es wird für den Betroffenen immer schwieriger, sich mehr als einem Reiz zuzuwenden, etwa in einem Gespräch mit mehreren Personen. Ab einem bestimmten Zeitpunkt mündet die Erkrankung in eine Pflegebedürftigkeit und ist mit einer geringen Lebenserwartung assoziiert. Neben dieser Kernsymptomatik kann ein breites Spektrum weiterer psychischer Phänomene auftreten, wie inadäquates Gefühlserleben, Ängste und depressive Verstimmungen, aber auch erhöhte Reizbarkeit und Aggressivität. Wie bei psychotischen Störungen (Kap. 4) werden auch Sinnestäuschungen (Halluzinationen) und wahnhaftes Erleben beschrieben.

2.2 Entstehungsbedingungen

Die Ursachen der Alzheimer-Demenz sind nach wie vor nicht abschließend geklärt. Daher gibt es auch keine Möglichkeit, den Ausbruch mit einer geeigneten Prophylaxe zu verhindern. Zu großen Anteilen ist die Erkrankung genetisch bedingt. Es gibt aber nicht das alleinig verantwortliche Alzheimer-Gen, sondern es sind vermutlich diverse Gene, die jeweils einen Beitrag leisten. Auch werden entzündliche Prozesse als Ursache diskutiert. Umweltfaktoren können den Ausbruch vermutlich sowohl günstig als auch ungünstig beeinflussen. Allerdings hat sich hierbei noch nichts als wirklich bedeutsam herausgestellt. So wurde spekuliert, ob Omega-3-Fettsäuren schützend wirken können. Viele Menschen haben daraufhin begonnen, Unmengen an Fettsäuren zu sich zu nehmen. Sichtbar geholfen hat es jedoch nicht. Bestimmte Inhaltsstoffe aus dem Cannabis wurden auch in Betracht gezogen, da sie entzündliche Prozesse reduzieren können und einen nervenschützenden Effekt aufweisen.

Bis heute wurde jedoch trotz vieler Versuche keine Möglichkeit gefunden, den Ausbruch einer Demenz ganz zu verhindern oder den fortschreitenden Prozess aufzuhalten. Bluthochdruck und Schlaganfälle scheinen den Ausbruch zu fördern, und im Rahmen der aktuellen Dieselaffäre wurde sogar Feinstaub als Risikofaktor identifiziert.

In der Zusammenschau verbleiben Entstehungsbedingungen und Schutzmöglichkeiten im Vagen – abgesehen von den definitiven Risikofaktoren einer genetischen Belastung und selbstverständlich dem Altern.

2.3 Epidemiologie und Verlauf

Die Alzheimer-Variante macht ca. zwei Drittel der weltweit etwa 24 Millionen Demenzerkrankungen aus. Einer bis zwei von 100 Menschen sind an Demenz erkrankt, was sehr viel ist, wenn man bedenkt, dass lediglich die ältere Subgruppe davon betroffen ist. Nur 3 % aller Betroffenen sind jünger als 75 Jahre, die meisten Betroffenen sind älter als 85 Jahre. Frauen sind häufiger betroffen als Männer. Die Alzheimer-Demenz ist charakterisiert durch einen langsam voranschreitenden Abbauprozess. Wenn die Diagnose gestellt wurde, beträgt die mittlere verbleibende Lebenszeit noch ca. 7 Jahre.

Wichtig ist es – bei aller Tragik, die mit der Erkrankung assoziiert ist – festzustellen, dass die Lebensqualität Betroffener durch geeignete Maßnahmen noch lange Zeit gefördert werden kann. Denn selbst wenn die bewussten

Erinnerungen bereits stark verblasst bzw. scheinbar verloren sind, können Patienten beispielsweise mit Musik, die sie früher gerne gehört haben, stimuliert werden. Es scheint so, dass sich tief im Gehirn durchaus noch Erinnerungen befinden, die aktiviert werden können, auch wenn Betroffene nicht willentlich auf sie zugreifen können. Fachkräfte, die Betroffene durch den Prozess begleiten, berichten immer wieder, dass die Erkrankten phasenweise regelrecht aufblühen, wenn sie auf geeignete Weise gefördert und stimuliert werden. Beispielsweise hat sich in Pflegeheimen als günstig erwiesen, regelmäßig in der Gruppe zu singen oder vorzulesen. Ungünstig ist es definitiv, wenn die Erkrankten lediglich gelagert werden. Das scheint den Verlauf eindeutig zu beschleunigen.

2.4 Therapie und Prognose

Eine Behandlung, mit der die Alzheimer-Demenz verhindert oder gestoppt werden kann, existiert nicht. Mit Hilfe von Medikamenten, die eine Modulation bestimmter Botenstoffe des Gehirns erzeugen, kann der Prozess jedoch verlangsamt werden, sodass bei geeigneter äußerer Stimulation die Lebensqualität der Betroffenen noch relativ lange Zeit erhalten werden kann. Die psychologische Therapie orientiert sich an drei allgemeinen Zielen: Stabilisierung von Hirnleistungsstörungen, Besserung der Alltagskompetenzen und Verminderung der Verhaltensauffälligkeiten. Im Mittelpunkt der Behandlung steht dabei die Förderung der Hirnleistung durch Stimulation. Diese reicht von Gedächtnistrainings bis hin zu Musiktherapie, Ergotherapie, Tanztherapie und anderen aktivierenden Therapieformen.

3
Sucht

3.1 Symptomatik

Eine Region in unserem Gehirn wird Belohnungssystem genannt. Dieses wird dann aktiv, wenn wir etwas Bestimmtes unbedingt erleben wollen, wenn wir uns darauf freuen und während wir es erleben, sofern es mit angenehmen Gefühlen einhergeht. Dabei wird von Nervenzellen im Gehirn der Botenstoff Dopamin ausgeschüttet. Bei einer Suchtproblematik (Abb. 3.1) ist das Belohnungssystem entscheidend beteiligt. Es hat sich gezeigt, dass bestimmte Substanzen (z. B. Alkohol, Cannabis, Amphetamin, Kokain, Heroin), aber auch bestimmte Verhaltensweisen (z. B. Computerspielen, Glücksspiel) das Belohnungssystem anders beanspruchen als nicht suchterzeugende Tätigkeiten, selbst wenn diese Spaß bereiten. Bei nicht suchterzeugenden Tätigkeiten lässt uns das Belohnungssystem genug Freiraum, uns auch um andere Dinge zu kümmern. So sind wir in der Lage, viele verschiedene Hobbys zu pflegen und

A. Prölß et al., *Psychische StörungsBILDER*,
https://doi.org/10.1007/978-3-662-58288-6_3

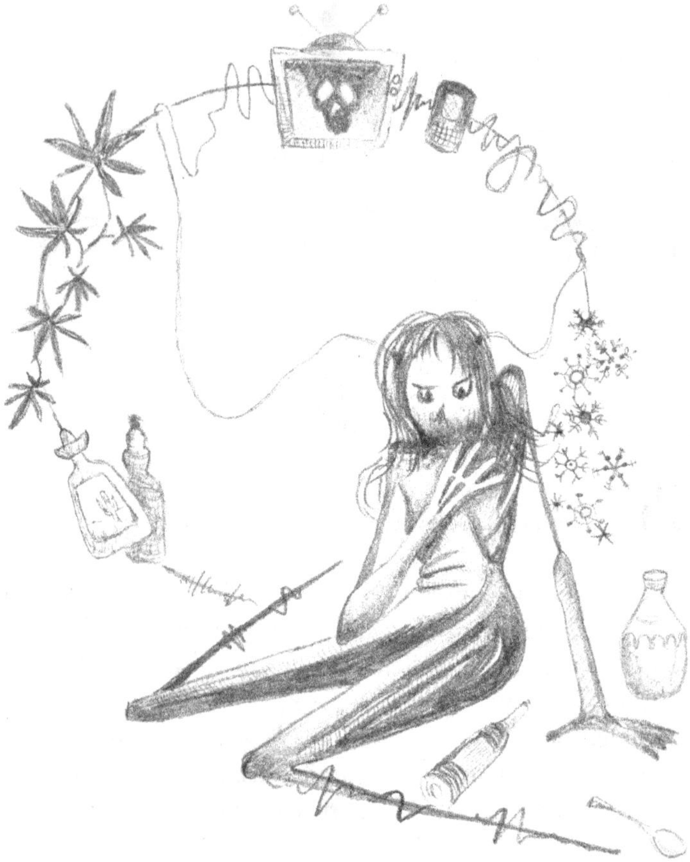

Abb. 3.1 Sucht. (Adaptiert nach Shawn Coss, mit freundlicher Genehmigung)

neue Interessengebiete zu erschließen. Bei suchterzeugenden Substanzen/Verhaltensweisen dagegen lenkt das Belohnungssystem unsere Aufmerksamkeit immer stärker auf die Sucht. Andere Dinge werden immer uninteressanter, sodass der Süchtige immer mehr auf die Sucht eingeengt denkt und handelt. Die wichtigsten Symptome der Sucht sind ein unstillbares Verlangen nach dem Suchtstoff, fehlende

Kontrolle über die Intensität des Konsums, Gewöhnungseffekte, sodass immer größere Dosierungen nötig werden, Entzugserscheinungen bei Abstinenz sowie die genannte gedankliche und verhaltensbezogene Einengung auf die Sucht. Suchtpatienten sind zudem meist recht impulsiv, d. h., sie können nicht kontrollieren, wie viel sie konsumieren. Zudem setzen sie den Konsum trotz negativer Effekte fort. Die Frage, warum bestimmte Dinge süchtig machen und andere nicht, ist schwierig zu beantworten. Sich auf die Beteiligung des Belohnungssystems zu beziehen, greift zu kurz. Denn wenn jemand gerne Ski fährt, aktiviert das ebenfalls das dopaminerge System. Dennoch ist noch nie von einer Ski-Sucht berichtet worden. Bei einigen Themen wird kontrovers diskutiert, ob eine Suchtgefahr existiert – beispielsweise bezüglich der Sexsucht, an der angeblich jeder zweite amerikanische Superstar leidet, nachdem er seine Frau betrogen hat. Letztendlich ist vermutlich die beste Methode, um zu testen, ob man süchtig ist, der Versuch, damit aufzuhören. Wem das gut gelingt, der ist nicht süchtig.

3.2 Entstehungsbedingungen

Sucht ist ein komplexes Geschehen. Neben biologischen, sozialen und psychologischen Komponenten kommt bei der Sucht als weiterer Faktor die Droge selbst hinzu.

Die genetische Voraussetzung ist wichtig bei der Entstehung einer Sucht. Interessant ist, dass Menschen mit unterschiedlicher Abstammung unterschiedliche genetische Konstitutionen aufweisen und auf Suchtstoffe anders reagieren. Den Urvölkern Nordamerikas, vielen ostasiatischen und einigen afrikanischen Bevölkerungsgruppen fehlt beispielsweise ein Enzym, welches Alkohol abbaut. Der Alkohol konzentriert sich daher im Körper und verbleibt dort länger als bei Europäern. Daher sind sie schneller stark betrunken und leiden auch schneller unter körperlichen Vergiftungserscheinungen. Umgekehrt weisen Menschen, die besonders viel Alkohol vertragen, ein höheres Suchtrisiko auf, da sie größere Mengen trinken. Türkische Männer wiederum haben eine genetische Variante, die dazu führt, dass sie besonders schnell Nikotin abbauen. Das führt dazu, dass sie sehr schnell zu starken Rauchern werden, nachdem sie mit dem Rauchen angefangen haben. Und eine ganz aktuelle Genstudie weist darauf hin, dass auch das Risiko, mit dem Cannabiskonsum zu beginnen, durch bestimmte Genvarianten vermittelt wird. Mit einer erhöhten Neigung, Cannabis zu konsumieren, ist gleichzeitig ein erhöhtes Risiko verbunden, potenzielle Folgeprobleme zu entwickeln, die mit Cannabiskonsum assoziiert sind. Neben einer Abhängigkeit ist beispielsweise das Risiko für die Entwicklung einer Schizophrenie, aber auch für eine Angst- und depressive Störung erhöht. Ferner hat sich gezeigt, dass relativ zur Menge des konsumierten Cannabis die Gefahr einer späteren Suizidalität ansteigt. Wichtig ist in diesem Kontext zu wissen, dass insbesondere ein früher Konsumbeginn in der Adoleszenz mit den genannten Folgeproblemen in Verbindung steht. Noch wichtiger ist jedoch die Information, um hier keine falsche Panik zu erzeugen, dass die allermeisten Cannabiskonsumenten *keine* Folgeprobleme entwickeln und in der Regel den Konsum während des Erwachsenenalters beenden. Trotzdem geht jeder beginnende Konsument ein gewisses Risiko ein, da bislang keine verlässliche Prognose hinsichtlich potenzieller Folgerisiken möglich ist.

Neben der Genetik beeinflussen zudem die individuelle psychologische Konstitution, der Umgang mit negativen Gefühlen und der Umgang mit negativen Lebenserfahrungen das Risiko, süchtig zu werden. So steigt das Suchtrisiko bei Menschen, denen es psychisch schlecht geht. Nach Traumatisierung, bei Angststörungen, depressiver Symptomatik – sobald wir also aus unserem seelischen Gleichgewicht geraten – ist Substanzkonsum und folglich die Sucht nicht weit entfernt.

3.3 Epidemiologie und Verlauf

Generell sind Männer deutlich häufiger von Sucht betroffen als Frauen. Viele Süchtige sind keine „reinen" Konsumenten, die nur eine Substanz präferieren. Es gibt eine deutliche Tendenz zum Mischkonsum mehrerer Substanzen. Alkohol wird in Deutschland von ca. 9,5 Millionen Menschen regelmäßig konsumiert, von denen 1,3 Millionen abhängig sind. Das Einstiegsalter in den Alkoholkonsum liegt bei 12–13 Jahren. 75 % der 12- bis 17-Jährigen haben Erfahrungen mit Alkoholkonsum, 12 % dieser Altersgruppe konsumieren regelmäßig. Die häufigste illegale Droge ist Cannabis. Jeder vierte deutsche Erwachsene hat Cannabis mindestens probiert. Der Konsum beginnt häufig mit 12 Jahren, steigert sich dann im Verlauf und lässt im Erwachsenenalter meistens wieder nach. Etwa 10 % der Cannabiskonsumenten sind im Laufe ihrer Konsumhistorie zu irgendeinem Zeitpunkt abhängig. Mit dem Aufkommen der Elektronik-Szene zu Beginn der 1990er-Jahre wurden die sog. Partydrogen beliebt, d. h., Amphetamine, Ecstasy und andere synthetische Drogen. Auch Kokain spielt dabei eine Rolle. Etwa 2–3 % der deutschen Erwachsenen können berichten, wie Kokain, Amphetamin und Ecstasy wirken. Die aktive Konsumphase dauert typischerweise bis zum 30. Lebensjahr, wobei es eine nicht unerhebliche Anzahl an Menschen gibt, die bis ins hohe Alter weiter konsumieren, allerdings in geringerem Ausmaß. Innerhalb der Partyszene ist der Anteil an Konsumenten von Amphetamin und Ecstasy 5- bis 10-mal höher als in der Allgemeinbevölkerung. Das Abhängigkeitspotenzial von Amphetaminen wird als mittelstark bezeichnet, Kokain weist ein hohes Suchtpotenzial auf. Im Unterschied dazu ist das Risiko für süchtigen Konsum bei Ecstasy eher gering. Halluzinogene wie LSD, Psilocybin-Pilze oder Meskalin haben 4 % der erwachsenen Bevölkerung in Deutschland schon einmal konsumiert. Das Abhängigkeitspotenzial von diesen Substanzen wird jedoch als sehr gering oder gar fehlend angegeben. Das könnte daran liegen, dass der halluzinogene Rausch im Vergleich zu anderen Rauscherlebnissen zwar interessant, dafür aber sehr anstrengend sein kann.

Der Verlauf einer Suchtkarriere ist meist chronisch fluktuierend. Das bedeutet, dass es immer wieder Phasen gibt, in denen Betroffene aufhören möchten und es auch versuchen, es aber meist nicht langfristig schaffen. Dennoch ist es wichtig, sich von erfolglosen Versuchen nicht demoralisieren zu lassen. Denn viele Menschen schaffen es, ihre Sucht zu bewältigen. Die Analyse einer Krankenkasse hat beispielsweise gezeigt, dass Alkoholabhängige durchschnittlich sieben Abstinenzversuche brauchen, bis es letztendlich funktioniert.

3.4 Therapie und Prognose

Sucht gilt als schwer behandelbar. Denn Betroffene brauchen zumeist mehrere Anläufe, werden also häufiger rückfällig. Dennoch kommt bei vielen Betroffen irgendwann der Punkt, ab dem es klappt. Wichtig ist es daher, bei Rückfällen nicht den Mut und die Hoffnung zu verlieren, aber gleichzeitig den Rückfall nicht zu bagatellisieren. Wem das gelingt, hat durchaus eine gute Chance. Prognostisch günstig ist es, wenn neben der Sucht noch ein

Leben existiert, für welches es sich lohnt, die Anstrengung gegen die Sucht zu unternehmen.

In der Behandlung sind motivierende Ansätze wie die Verhaltenstherapie besonders wichtig und erfolgreich. Es gibt aber auch eine Reihe an Medikamenten, die unterstützend eingesetzt werden können. Manche Medikamente reduzieren das Verlangen nach einer Substanz, andere lindern Entzugserscheinungen und wieder andere wirken so, dass es den Süchtigen im Falle eines Rückfalls körperlich schlecht geht (sog. Aversionstherapie). Das soll Betroffene abschrecken, denn wenn es keinen Spaß macht, sondern schmerzt, ist die Konsummotivation doch eher gedämpft.

4

Schizophrenie

4.1 Symptomatik

Schizophrenien (Abb. 4.1) zählen zu den psychotischen Störungen. Das bedeutet, dass Betroffene zeitweise den Bezug zur Realität verlieren. Darauf bezieht sich auch der Begriff „Schizophrenie": Er meint die Spaltung zwischen der Innenwelt der Betroffenen und der mitmenschlich geteilten Außenwelt. Die Innenwelt, in die sich Betroffene zurückziehen, wird auch als „Privatwirklichkeit" bezeichnet. Während ihre Mitmenschen die Veränderungen mitunter schnell bemerken, entwickeln die Erkrankten selbst kein Krankheitsgefühl und auch keine Krankheitseinsicht. Und wer sich nicht krank fühlt, möchte sich auch nicht behandeln lassen. Aus diesem Grund kommt es oft zu Missverständnissen und zu Konflikten innerhalb betroffener Familien. Während die Angehörigen darauf drängen, ihren an Schizophrenie erkrankten Verwandten in einer psychiatrischen Klinik

A. Prölß et al., *Psychische StörungsBILDER*,
https://doi.org/10.1007/978-3-662-58288-6_4

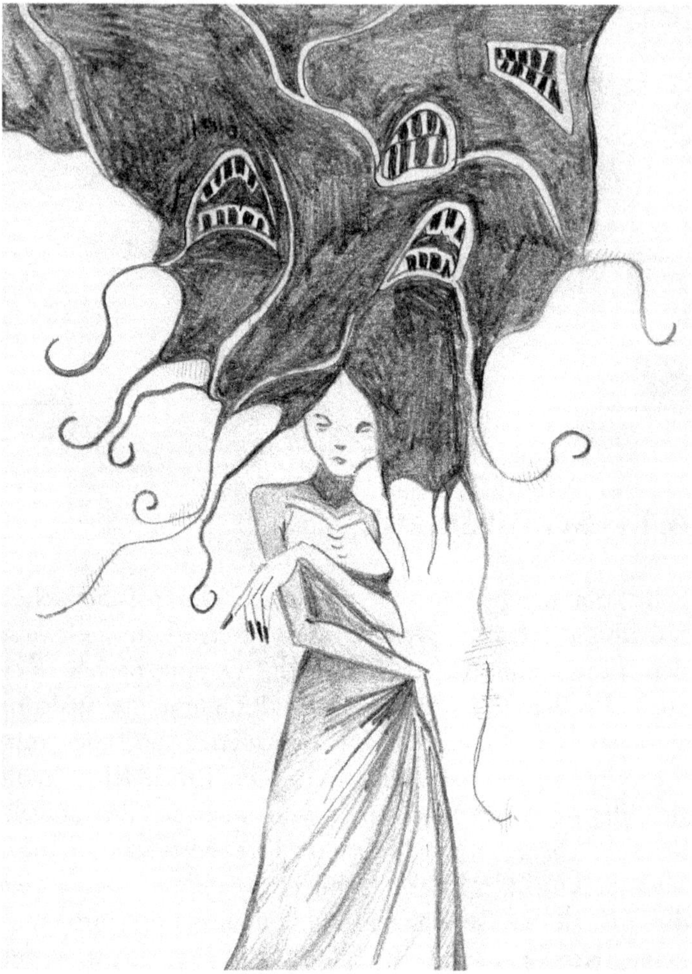

Abb. 4.1 Schizophrenie. (Adaptiert nach Shawn Coss, mit freundlicher Genehmigung)

behandeln zu lassen, fühlen sich die Betroffenen zumeist normal und gesund.

Menschen mit Schizophrenie erleben ihre Privatwirklichkeit jedoch häufig beängstigend, was mitunter ein

Argument dafür sein kann, sich auch ohne Krankheitsgefühl in eine psychiatrische Klinik zu begeben, in der Schutz geboten wird. Oft erleben sich Betroffene in ihrer Innenwelt aber auch als großartig und haben beispielsweise die Gewissheit, etwas ganz Besonderes zu sein, etwas Wichtiges geleistet zu haben oder Teil einer wichtigen Entwicklung zu sein. Dieses Phänomen ist der sog. Wahn, ein Hauptsymptom der Schizophrenie. Im akuten Stadium ist ein Wahn nicht korrigierbar. Mit anderen Worten: Die Gewissheit ist so fest, dass jegliche Gegenbeweise unwirksam sind. Daher ist es nicht sinnvoll, mit den Erkrankten darüber zu diskutieren. Aufgrund des Realitätsverlusts können Betroffene nicht für ihr Erleben und Handeln verantwortlich gemacht oder dafür kritisiert werden. Man kann es ihnen nicht zum Vorwurf machen, was den Angehörigen allerdings sehr schwer fallen kann.

Übrigens: Die Schizophrenie hat nichts mit der multiplen Persönlichkeit gemeinsam, wie es häufig fälschlich angenommen wird. Die multiple Persönlichkeit, bei der es zur Abspaltung von verschiedenen Selbstanteilen kommt, zählt zu den sog. „dissoziativen Störungen" (Kap. 10).

Im Rahmen einer Schizophrenie kann eine Vielzahl verschiedener Symptome auftreten, und es gibt sehr unterschiedliche Verlaufsformen. Daher wird davon ausgegangen, dass es nicht die EINE, sondern verschiedene Schizophrenien gibt.

Die vielfältige Symptomatik lässt sich in vier Bereiche unterteilen: in Positivsymptome, Negativsymptome, Desorganisation und neurokognitive Störungen.

4.1.1 Positivsymptome

Positivsymptome kommen zum normalen Erleben hinzu. Neben dem o. g. Wahn treten typischerweise Halluzinationen auf, d. h., Wahrnehmungen ohne reale Reizquelle.

Besonders häufig ist das Hören von Stimmen, die Befehle geben, den Betroffenen kommentieren oder mit anderen Stimmen über ihn sprechen. Auch Körperhalluzinationen werden oft erlebt, im Sinne von bizarren körperlichen Missempfindungen. Betroffene wähnen beispielsweise ein inneres Verfaulen, berichten von Wärmesensationen oder elektrischen Strahlungen im Körper (z. B. *„Immer wenn ich am Steißbein bestrahlt werde, wird meine Stimmung manipuliert"*, oder *„An meinem Herzen hängt eine große Eisenkugel, die macht, dass ich nichts mehr fühlen kann"*).

Im Rahmen von Ich-Störungen verschwimmt die Grenzen zwischen der eigenen Person und der Umwelt. Betroffene haben möglicherweise das Gefühl, die eigenen Gedanken seien für andere Menschen hörbar oder das eigene Denken und Handeln sei von außen gemacht oder zumindest manipuliert.

Übrigens: Wenn Betroffene einen großen Kopfhörer tragen, eine dicke Mütze weit über die Ohren ziehen und eine schwarze große Sonnenbrille aufsetzen, ist dies nicht unbedingt ein Bekenntnis zur Rapperszene – es kann schlicht ein Bewältigungsversuch sein, um die Ich-Störungen zu kompensieren. Direkter Augenkontakt kann als Eindringen in die innerste Gefühlswelt durch andere empfunden werden, und die Brille schützt davor. Die Mütze schützt vor Beeinflussung der eigenen Gedanken, und der Kopfhörer kann das Hören von Stimmen übertönen.

4.1.2 Negativsymptome

Negativsymptome sind Defizitzustände, d. h., sie stellen gewisse Verluste des normalen Erlebens und Wahrnehmens dar. Typisch ist die Verminderung des Gefühlserlebens. Dabei ist es weniger eine traurige Stimmung, wie sie bei Depressionen auftritt, sondern eher eine innere Leere sowie eine Verflachung des Gefühlslebens – wie eine Glühbirne, die immer schwächer leuchtet und an Kraft verliert. Auch der Verlust an Kreativität kann damit assoziiert sein. Negativsymptomatik ist für Betroffene oft quälender als Positivsymptomatik, die vereinzelt sogar als spannend und bereichernd erlebt werden kann.

4.1.3 Desorganisation

Desorganisation zeigt sich im Denken und im Handeln der Betroffenen. Sie wirken chaotisch, können langfristige Ziele und längere Gedankengänge nicht verfolgen. In leichteren Ausprägungen kann es so wirken, als hätten sie einige Nächte nicht richtig geschlafen und wären nun (alltagssprachlich) etwas „verpeilt"; in schwereren Ausprägungen jedoch wird es den Betroffenen unmöglich, zielgerichtet zu Denken und Handlungsabläufe zu koordinieren. Hinsichtlich des Denkens wird es für Mitmenschen dann mitunter unmöglich, die Gedankengänge des Erkrankten nachzuvollziehen. So formulierte eine Patientin beispielsweise: *„Jetzt ein schwarzes Auto, was habe ich damit zu tun, ich soll die Geschnaufte sein, jetzt ein warmes Gefühl, ich soll den Finger zeigen, dann ein Mann mit Intelligenzbrille, oder Klobrille, Gläser beobachten, das ist alles Absicht."*

Das kann auf der Verhaltensebene so weit gehen, dass Betroffene nicht mehr fähig sind, existenzielle Bedürfnisse zu befriedigen und gesellschaftlichen Gepflogenheiten zu entsprechen. Die Erkrankten schaffen es dann nicht mehr, eine regelmäßige Ernährung zu organisieren, ausreichende Körperhygiene zu betreiben oder sich bei kaltem Wetter warm anzuziehen. In solchen Fällen kann eine Einweisung in die Klinik auch gegen den Willen des Patienten notwendig werden, um sein Überleben zu sichern.

4.1.4 Neurokognitive Störungen

Dieser Symptombereich umfasst u. a. die Konzentrationsfähigkeit, die Aufmerksamkeit, und das Gedächtnis. Die Defizite in diesen Bereichen variieren stark. Sie können gänzlich fehlen, aber auch so schwerwiegend sein, dass Betroffene keinen Film mehr ansehen können, da sie die notwendige Konzentrationsleistung zu sehr ermüdet. Auch das Lesen von Büchern kann unmöglich werden. Dieser Symptombereich tritt in der Regel bereits früh in Erscheinung, häufig wenige Jahre vor der ersten Episode mit Positivsymptomen. Im Unterschied zu den anderen Symptomen fluktuieren die neurokognitiven Defizite auch nicht, sondern sie persistieren stabil. Damit lässt sich bereits früh eine Prognose dahingehend stellen, ob Betroffene trotz Schizophrenie ihren geplanten beruflichen Werdegang fortsetzen können, oder ob sie dazu nicht mehr in der Lage sein werden.

4.2 Entstehungsbedingungen

Es wird davon ausgegangen, dass den Schizophrenien eine multifaktorielle Entstehung zugrunde liegt, mit etwa 70 % genetischen und 30 % umweltbezogenen Faktoren. Die genetische Prädisposition wird Vulnerabilität genannt. Leider lässt sich die Vulnerabilität nicht messen. Wenn ein erstgradig Verwandter jedoch erkrankt ist, kann von einem erhöhten Erkrankungsrisiko, d. h., erhöhter Vulnerabilität ausgegangen werden. Es wird vermutet, dass eine Vulnerabilität bestimmte Entwicklungsprozesse des Gehirns verändert, insbesondere während der Pubertät. Das bedeutet aber keineswegs, dass eine Schizophrenie ausbricht. Meist sind es Kombinationen aus erheblichen

Stresssituationen und Vulnerabilität. Auch der Konsum von Cannabis wird bei vulnerablen Personen mit der Entstehung einer Schizophrenie in Verbindung gebracht, denn Cannabiskonsum und Schizophrenie beeinflussen vermutlich die gleichen Regionen und Prozesse im Gehirn. Das ist besonders kritisch, da Cannabiskonsum häufig in einer Lebensphase beginnt, in der gleichzeitig für die Schizophrenie relevante Veränderungsprozesse im Gehirn ablaufen.

4.3 Epidemiologie und Verlauf

Die Schizophrenie kommt in allen bisher untersuchten Ländern und Kulturen etwa gleich häufig vor. Etwa einer von 100 Menschen erkrankt daran. Männer und Frauen erkranken in der Regel gleich häufig, allerdings erkranken Männer meistens früher als Frauen (Männer: 15.–25. Lebensjahr; Frauen: 20.–30. Lebensjahr).

Der Verlauf kann sehr unterschiedlich sein. Häufig gibt es eine Vorlaufphase, die bis zu 5 Jahre dauern kann. In dieser sog. Prodromalphase beobachtet man häufig Negativsymptome. Betroffene sind zudem oft empfindlich und reizbar, verlieren an Leistungskraft oder verlieren das Interesse an Hobbys. Es ist jedoch schwierig, die Prodromalphase von Veränderungen zu unterscheiden, die für die gleichzeitig ablaufende Pubertät typisch sind. Während der ersten aktiven Krankheitsphase treten dann hauptsächlich Positivsymptome auf. Es wird auch von der ersten Episode gesprochen, denn die Phase klingt nach einigen Monaten meistens wieder ab, insbesondere wenn Betroffene psychiatrisch behandelt werden. Der langfristige Verlauf schizophrener Erkrankungen kann ganz unterschiedlich sein. Etwa ein Drittel leidet chronisch unter Symptomen, ein zweites Drittel hat in bestimmten

Abständen wiederholte Episoden, wobei es dabei symptomfreie Phasen von mehreren Jahren geben kann. Bei einem Drittel klingt die Symptomatik nach der ersten Episode vollständig und langfristig ab.

4.4 Therapie und Prognose

Die Prognose der Schizophrenie hängt entscheidend davon ab, ob Betroffene sich zu einer Behandlung bereit erklären und regelmäßig ihre verschriebenen Medikamente einnehmen. Da die Medikamente im Gehirn Botenstoffe wie Dopamin und Glutamat beeinflussen, haben sie Nebenwirkungen. Das kann dazu führen, dass manche Patienten sie gegen ärztlichen Rat absetzen. Nebenwirkungen, die besonders schlecht toleriert werden, sind z. B. Gewichtszunahme und sexuelle Funktionsstörungen. Wichtig ist es, bei Nebenwirkungen den Arzt aufzusuchen und ihm davon zu erzählen, denn es gibt unterschiedliche Medikamente, und häufig kann ein Medikament gefunden werden, das weniger Nebenwirkungen erzeugt und daher besser toleriert wird. In diesem Fall können an Schizophrenie Erkrankte häufig ein befriedigendes Leben führen. Das gilt selbst bei wiederkehrenden Episoden. Wenn Betroffene den Beginn einer Episode rechtzeitig bemerken und ihren Behandler aufsuchen, können die Intensität und Dauer einer Episode merklich reduziert werden, mitunter kann die Episode sogar ganz gestoppt werden.

Selbst bei Verläufen mit chronischen Symptomen hat sich gezeigt, dass Restsymptome die Lebensqualität nicht einschränken müssen. Denn in Psychotherapien können Betroffene lernen, so mit Restsymptomen umzugehen, dass sie nicht allzu belastend sind. Psychotherapie kann auch dabei helfen, besser mit Stress umgehen zu lernen. Denn häufig sind Menschen mit Psychosen sehr sensibel und empfindsam und reagieren auf Stress mit psychotischen Symptomen. Und natürlich ist es ein wichtiges Therapieziel, mit den Betroffenen eine befriedigende Lebensperspektive zu entwickeln. Gerade weil viele Menschen mit Psychose sehr empfindsam sind und ungewöhnliche Ideen entwickeln können, sind sie mitunter auch sehr kreativ. So gibt es viele berühmte Dichter, Musiker und Künstler, die Psychosen hatten und faszinierende Werke geschaffen haben.

Zuletzt ist es wichtig, dass bei Psychosen der Konsum von Alkohol und Drogen beendet wird. Viele Betroffene nehmen Drogen, weil sie sich damit kurzfristig besser fühlen. Doch mittlerweile weiß man, dass insbesondere THC, ein Inhaltsstoff im Cannabis, Psychosen langfristig negativ beeinflusst. Ungünstig sind auch Amphetamine, Kokain und Halluzinogene. Alkohol wiederum ist schädlich, weil der Konsum in Kombination mit den verschriebenen Medikamenten zu Komplikationen führen kann.

5
Depression

5.1 Symptomatik

Depressionen (Abb. 5.1) sind für die meisten Menschen leichter nachzuvollziehen als beispielsweise Schizophrenien. Denn jeder Mensch kennt das Gefühl, traurig zu sein, lustlos, ohne Energie. Es würde der Depression als Erkrankung jedoch nicht gerecht, sie mit diesen gesunden Zuständen zu vergleichen. Die Depression ist eine Erkrankung, die den gesamten Organismus betrifft. Das zeigt sich beispielsweise darin, dass bei Depressionen auch das Immunsystem leidet und Betroffene in depressiven Phasen anfälliger für Infektionskrankheiten sind. Auf emotionaler Ebene dominieren tiefe Niedergeschlagenheit bis hin zu Gefühllosigkeit und innerer Leere. Häufig berichten Betroffene auch von einer unruhigen Ängstlichkeit. Das Selbstwertgefühl bricht ein und irrationale Schuldgefühle quälen den Erkrankten. Weitere typische Symptome sind zielloses Grübeln und Probleme der Konzentration. Auf körperlicher Ebene

A. Prölß et al., *Psychische StörungsBILDER*,
https://doi.org/10.1007/978-3-662-58288-6_5

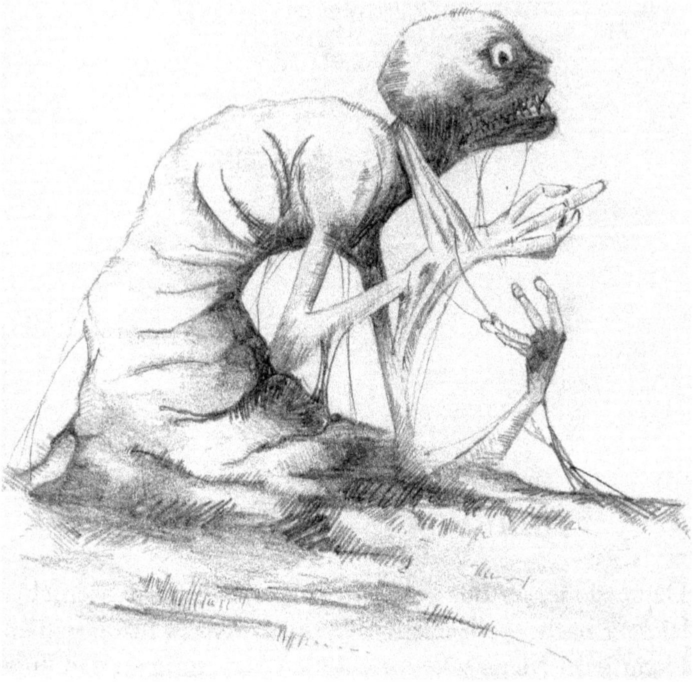

Abb. 5.1 Depression. (Adaptiert nach Shawn Coss, mit freundlicher Genehmigung)

dominieren Appetitlosigkeit, Schlaflosigkeit und Libidoverlust. Motivation und Antrieb sind reduziert, sodass Betroffene ihren täglichen Verpflichtungen nicht mehr nachkommen können. Besonders schwerwiegend sind Selbstzweifel und Hoffnungslosigkeit, die nicht selten in Suizidgedanken münden, von denen sich viele Betroffene irgendwann nicht mehr distanzieren können. Daher ist die Depression auch eine der tödlichsten Erkrankungen. Von einer depressiven Episode wird gesprochen, wenn der quälende Zustand nicht mehr abklingt, sondern mindestens zwei Wochen unabhängig von der äußeren Situation persistiert. Der Mensch schwingt nicht mehr mit seiner

Umgebung mit, sondern er ist wie erstarrt, in seinem depressiven Zustand festgefroren. Während man einem gesunden und lediglich traurigen Menschen vielleicht noch ein „süß“ entlocken kann, wenn man ihm ein Katzenbaby auf den Arm setzt, bleibt der Depressive teilnahmslos und unberührt.

5.2 Entstehungsbedingungen

Wie bei jeder psychischen Störung gibt es nicht eine entscheidende Ursache, sondern die Entstehung erklärt sich durch ein komplexes Zusammenspiel von genetisch-biologischen Faktoren, psychologischen Faktoren und Umweltbedingungen. So haben schüchterne und eher in sich gekehrte Menschen ein höheres Depressionsrisiko als extravertierte Menschen. Gleiches gilt für Menschen, deren Glas eher halbleer ist als halbvoll oder die die Gründe für Misserfolgserlebnisse eher bei sich als bei anderen suchen. Das mag manchmal zwar realistischer sein, ist aus Sicht der Depression jedoch ungünstig. Ebenso konnte gezeigt werden, dass mit der Anzahl an erlebten negativen Lebenserlebnissen das Depressionsrisiko steigt. Umgekehrt gibt es Menschen, die sich in schwierigsten Lebensbedingungen befinden und dennoch nicht depressiv erkranken.

5.3 Epidemiologie und Verlauf

Depressionen gehören weltweit zu den häufigsten psychischen Erkrankungen. In Deutschland leidet jeder 10. Mann und jede 5. Frau einmal im Leben an einer depressiven Störung. Es gibt Hinweise auf eine Zunahme von zumindest leichten Depressionen, und das Ersterkrankungsalter sinkt. Veränderungen der komplexen modernen Lebensbedingungen und erhöhte Leistungsanforderungen, die bei vielen Menschen Unsicherheit auslösen, scheinen damit in Verbindung zu stehen. Aktuell gibt es zwei Häufigkeitsgipfel in Bezug auf das Alter bei Ersterkrankung: zum einen zwischen 20 und 29 Jahren und zum anderen zwischen 50 und 59 Jahren.

Depressionen verlaufen sehr unterschiedlich. Häufig erleben Betroffene nur eine einzige Episode, die unbehandelt durchschnittlich 6–8 Monate andauert. Bei ca. 60 % der Betroffenen kommt es im weiteren Verlauf zu einem Rückfall, und es gibt als schwerste Verlaufsform die chronische Depression. Von einer chronischen Depression wird gesprochen, wenn die Symptome einer depressiven Störung mindestens über einen Zeitraum von 2 Jahren durchgängig vorliegen, was bei etwa 10–15 % der Betroffenen der Fall ist.

5.4 Therapie und Prognose

Es gibt viele Behandlungsmöglichkeiten für depressive Störungen, die sich gut kombinieren lassen. Lichttherapie, bei der mit offenen Augen in helles Licht geschaut wird, regt die Bildung des Hormons Melatonin an, was bei Depressionsformen, die vorwiegend in der dunklen Jahreszeit auftreten, wirksam ist. Allerdings funktioniert diese Therapie auch bei leichteren depressiven Ausprägungen im Allgemeinen. Eine medikamentöse Behandlung mit Antidepressiva sollte spätestens bei schweren depressiven Zuständen durchgeführt werden. Mittlerweile gibt es viele unterschiedliche Präparate mit unterschiedlichen Wirkmechanismen. Die Chance ist daher hoch, dass für jeden Patienten ein gut verträgliches Medikament gefunden werden kann.

Bei jeder Form der Depression ist Psychotherapie erfolgreich, obschon bei schwerer Ausprägung immer die Kombination mit Medikamenten erforderlich ist. Es existieren verschiedene Formen der psychologischen Depressionstherapie, die für verschiedene Depressionsformen konzipiert wurden. Für die chronische Depression gibt es beispielsweise eine moderne Form der Verhaltenstherapie, das sog. CBASP (kognitiv behaviorales Analysesystem der Psychotherapie). Eine Behandlung, die zu Unrecht einen sehr schlechten Ruf hat, ist die Elektrokonvulsive Therapie (EKT). Bei schweren und andauernden Zuständen ist sie geeignet, um Betroffene zumindest kurzfristig aus diesem Zustand zu befreien. Die EKT ist entgegen ihrem Ruf recht verträglich. Nach wenigen Tagen, in denen Kopfschmerzen und leichte Gedächtnisprobleme auftreten können, sind in der Regel keine Nebenwirkungen mehr nachweisbar. Besonders wichtig zu wissen ist bezüglich der EKT, dass zuvor erfolglos eingesetzte Maßnahmen wie beispielsweise Medikamente und Psychotherapie nach einer EKT häufig besser wirken. Damit steigt also die Chance, auch aus einer chronischen und schweren Form der Depression langfristig herauszukommen.

Viele Menschen mit Depressionen, die sich ständig mit dem Gedanken befassen, sich das Leben zu nehmen, argumentieren, dass das Leben mit Depression nicht lebenswert sei. Und es wäre sicherlich vermessen, einen depressiven Menschen vom Gegenteil überzeugen zu wollen. Dennoch kann jedem Betroffenen versichert werden, dass es immer wieder Menschen gibt, die sich lange Zeit mit dem Wunsch, endlich sterben zu können, gequält haben oder sogar mehrere Suizidversuche unternommen haben – und unter denen, die erfolgreich vom Suizid abgehalten werden konnten, gibt es viele, die ihre Depression bewältigt haben und sehr dankbar sind, dass sie überlebt haben. Von ihnen hört man oft Aussagen wie

„Ich hätte während meiner Depression nie gedacht, dass ich wirklich mal wieder ein so schönes Leben haben würde“. So schlimm die Depression auch ist: Es sollte nie der Zeitpunkt kommen, an dem man die Hoffnung in die Zukunft aufgibt.

Im Exkurs wird ein häufiger Subtyp der Depression vorgestellt, die sog. postpartale Depression, die manche Mütter kurz nach der Geburt ihres Kindes entwickeln.

Postpartale Depression

Als postpartale Depressionen (Abb. 5.2) werden depressiven Erkrankungen bezeichnet, die bei Frauen im ersten Jahr nach der Entbindung auftreten. Entgegen früherer Annahmen setzt sich allmählich die Erkenntnis durch, dass es sich bei dieser Form der Depression um keine eigenständige Erkrankung handelt. Denn wie es scheint, kommen postpartale Depressionen kaum häufiger vor als Depressionen bei gleichaltrigen Frauen ohne Geburt.

In der Zusammenschau unterscheidet sich daher auch das klinische Bild der sog. postpartalen Depression nicht prinzipiell von anderen Depressionen. Allerdings wurden immer wieder gewisse Besonderheiten dokumentiert, etwa die ausgeprägte emotionale Labilität. Auch beziehen sich die Inhalte des depressiven Grübelns, der Schuldgefühle etc. häufig auf das Kind und die Mutterschaft. Ca. 20–40 % der betroffenen Mütter leiden zudem unter sog. Zwangsgedanken. Typisch ist der wiederkehrende aufdringliche Gedanke, das eigene Kind schädigen zu können. Mütter bekommen dann häufig Angst vor sich selbst und halten sich für gefährlich. Sie können jedoch dahingehend beruhigt werden. Denn gerade weil sie so große Angst davor haben, ihrem Kind etwas antun zu können, wären sie die Letzten, die dies wirklich in die Tat umsetzen könnten. Viele Mütter klagen auch über Gefühllosigkeit ihrem Neugeborenen gegenüber, was sie besonders erschreckt und beschämt. Wichtig ist hierbei die Aufklärung, dass dies häufig vorkommt und in der Regel wieder vergeht. Die Angaben zur Häufigkeit der postpartalen Depression schwanken zwischen 6 und 22 % – je nach diagnostischen Kriterien und Beobachtungszeitraum.

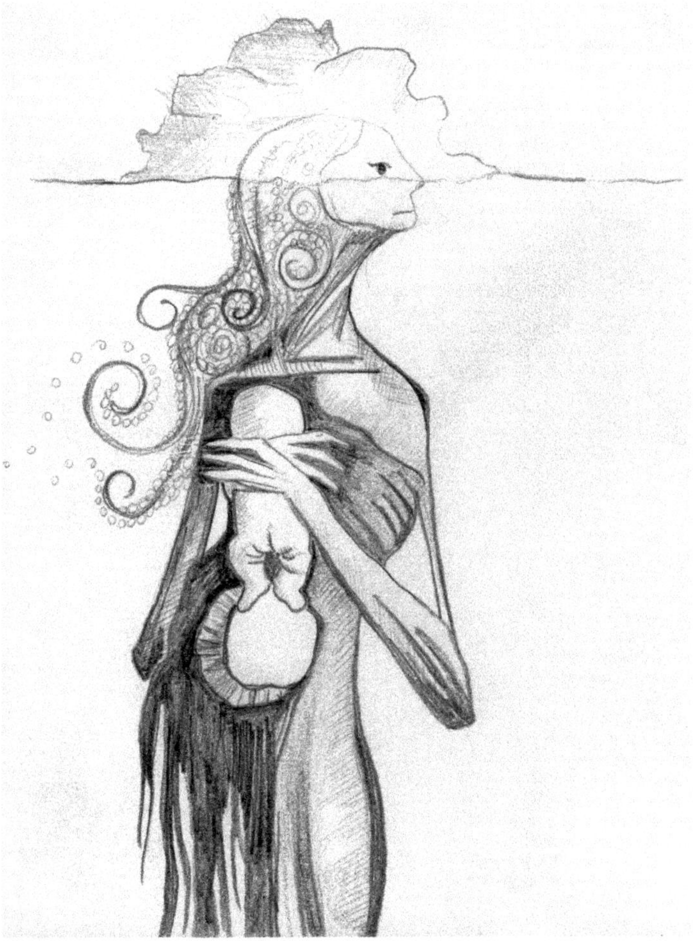

Abb. 5.2 Postpartale Depression. (Adaptiert nach Shawn Coss, mit freundlicher Genehmigung)

6

Bipolare Störungen

6.1 Symptomatik

Bei den bipolaren Störungen (Abb. 6.1) treten sowohl niedergedrückte (depressive) Stimmungen (Kap. 5) als auch emotionale Hochphasen (manische Episoden) auf, die das Ausmaß von normalen Stimmungsschwankungen weit übertreffen.

Die meisten Menschen kennen hochgestimmte Zustände – z. B. das Gefühl von Glück, Freude, Stolz, Verliebtsein. Damit einher geht ein erhöhtes Maß an Energie, alles fühlt sich leicht und machbar an. Man macht der Geliebten ein teures Geschenk, obwohl man es sich eigentlich nicht leisten kann. Intensive Gefühle sind in der Regel jedoch flüchtig, und selbst der höchste Liebesrausch kommt irgendwann wieder im normalen Leben und Erleben an. Daher versuchen viele Menschen vermutlich auch, das Glück irgendwie festzuhalten. Das zeigen die vollen Regale mit Selbsthilferatgebern in

A. Prölß et al., *Psychische StörungsBILDER*,
https://doi.org/10.1007/978-3-662-58288-6_6

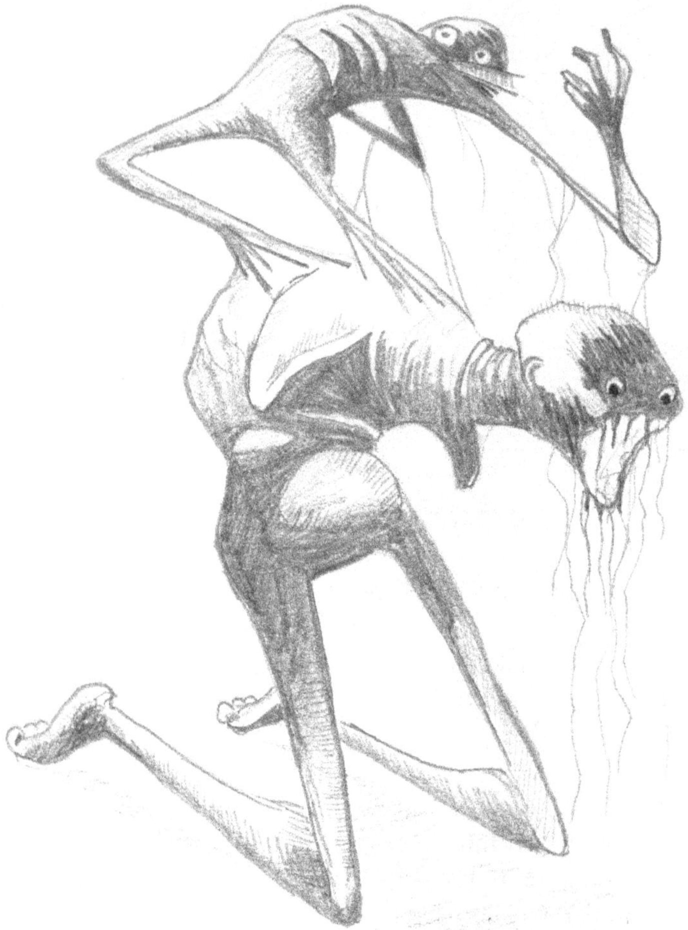

Abb. 6.1 Bipolare Störungen. (Adaptiert nach Shawn Coss, mit freundlicher Genehmigung)

Buchläden mit Titeln wie *Die Formel des Glücks, Grundsätze des Glücks, Geheimnisse des Glücks, Das Glücksprojekt* u. v. m. Der Mensch ist jedoch nicht für dauerhaftes Glück gemacht. Als Reaktion auf Situationen können für kurze Zeit intensive Stimmungen entstehen, doch das

Gehirn beginnt relativ schnell wieder, den weniger intensiven Normalzustand herzustellen. Das ist vermutlich nicht nur physiologisch notwendig, sondern auch daher wichtig, weil wir im sog. Normalzustand am besten in der Lage sind, realistisch zu denken, zu handeln und langfristig zu planen und Ziele zu verfolgen.

An einer Manie lässt sich schmerzhaft beobachten, was passiert, wenn intensive Hochphasen nicht mehr abklingen. Manische Menschen fühlen sich unendlich stark, haben kein Schlafbedürfnis, d. h., sie sind mehrere Tage wach, fühlen sich kreativ, gesprächig, allmächtig. Der Antrieb ist so stark, dass sie kaum ruhig sitzen können sondern immer in Aktion sein müssen. Dieser Zustand ist nicht mehr als angemessene Reaktion auf eine äußere Situation zu verstehen, sondern Betroffene verbleiben darin unabhängig von äußeren Umständen. Aus dem einen teuren Geschenk an die Geliebte werden dann auch schnell zehn teure Geschenke, und dazu werden alle Freunde noch zu einem Urlaub in Amerika eingeladen. Je intensiver die Manie, desto unangemessener wird das Erleben und Verhalten. Betroffene fühlen sie sich kreativ und schreiben oder malen ohne Unterlass. Entsprechend wird berichtet, dass manche Künstler oder Komponisten ihre Werke in manischen Phasen geschaffen haben. So etwas ist jedoch nur in wirklich leichten Phasen der Manie denkbar.

Verläufe, bei denen sich depressive Episoden mit lediglich moderat ausgeprägten manischen Zuständen abwechseln (sog. hypomane Phasen), werden Bipolar-2 genannt. Die Bipolar 1-Störung ist durch intensive manische und depressive Phasen gekennzeichnet. Bei ausgeprägter Intensität überschlagen sich Gedanken und Ideen. Sie kommen und gehen oft schneller, als sie ausgesprochen oder zu Papier gebracht werden können. Daher sind die Ergebnisse intensiv manischer Ergüsse für andere meist nicht mehr verständlich. Anstelle von euphorischer Hochstimmung kann im Zuge einer Manie auch ein gereiztes Gefühl auftreten. Betroffene fühlen sich innerlich getrieben und rastlos, sind aufbrausend und impulsiv, was schnell auch in Aggression umschlagen kann. Was bei Depressionen für die Suizidgefahr gilt, gilt bei Manien für die Gefahr der Fremdaggression.

Bipolare Menschen leben also in Extremen – extrem hochgestimmt und extrem niedergestimmt. In besonders extremer Ausprägung kann sich die Manie bis hin zum Größenwahn steigern. Damit assoziiert ist das Problem, dass Betroffenen das Gefühl für das Normale abhandenkommt. Nach dem Erleben einer manischen Episode erleben viele Betroffene den Zustand, den andere wieder als normal bezeichnen, als depressiv, und sie wünschen sich etwas Manie zurück.

6.2 Entstehungsbedingungen

Die Entstehung affektiver Störungen ist bis heute nur teilweise verstanden. Es scheint sich jedoch um ein komplexes Zusammenspiel von biologischen, psychologischen und Umweltbedingungen zu handeln. Relevante Umweltbedingungen gelten jedoch als unspezifisch, d. h., sie erhöhen das Risiko für nahezu alle psychischen Störungen. Dazu zählen beispielsweise frühe Verluste von Bezugspersonen, Traumata, schwere körperliche Erkrankungen etc.

6.3 Epidemiologie und Verlauf

Das Risiko, an einer bipolaren Störung zu erkranken, beträgt 1–2 %. Bipolare Erkrankungen beginnen in der Regel früher als reine Depressionen. Das mittlere Alter bei der Ersterkrankung beträgt 16–18 Jahre. Männer und Frauen erkranken etwa gleich häufig.

Hinsichtlich des Verlaufs ist von besonderer Bedeutung, dass Betroffene in manischen Episoden häufig so expansiv leben, dass sie ihre gesamte Existenz gefährden. Typische Gefahren sind, sich über die Maßen zu verschulden oder seinen Partner zu verlieren. Denn wenn sich Betroffene während der Manie nur wenig darum scheren, dem Partner treu zu sein, ist dieser möglicherweise weg, wenn die nächste depressive Phase naht. Und in dieser Phase erscheint die Tragik und Tragweite des während der Manie Geschehenen dann in einem besonders negativen Licht. Daher ist eine bipolare Störung mit einem sehr hohen Leidensdruck verbunden, aber unter Umständen auch mit erheblichen mittel- bis langfristigen Folgen für den sozioökonomischen Status.

Der Wechsel zwischen Manie und Depression tritt oft ein Leben lang immer wieder auf und ist nicht vorhersagbar. Unbehandelt kann es im Verlauf zu immer kürzeren symptomfreien Phasen zwischen den Krankheitsepisoden kommen. Daher ist eine gute medikamentöse Einstellung unerlässlich. Bei häufigem Wechsel der Episoden (4-mal pro Jahr) wird vom sog. „Rapid Cycling" gesprochen. Steigerungsformen sind das „Ultra Rapid Cycling" (Stimmungswechsel innerhalb weniger Tage) und das „Ultra Ultra Rapid Cycling" (Stimmungswechsel innerhalb weniger Stunden an mehr als vier Tagen pro Woche). Diese Zustände sind für Betroffene kaum auszuhalten, da sie so gut wie keine Normalität erleben. Bei derart schnellen Stimmungsschwankungen ist für die Behandler die Abgrenzung zur Borderline-Persönlichkeitsstörung übrigens nicht einfach, insbesondere wenn Betroffene zusätzlich Selbstwertprobleme und Unsicherheiten bezüglich der eigenen Identität aufweisen. Das ist jedoch bei diesem Subtyp der bipolaren Störung nicht selten, da sich

Betroffene ihren Stimmungen regelrecht ausgeliefert fühlen und sich selbst als nicht kontrollierbar erleben können (Kap. 13).

6.4 Therapie und Prognose

Ziel der Behandlung ist die Reduktion von manischen oder depressiven Episoden, d. h., die Verlängerung der symptomfreien Zeiten. Die Behandlung erfolgt vorwiegend medikamentös mit sog. Stimmungsstabilisatoren und Phasenprophylaktika. Häufig werden auch Antipsychotika verschrieben, die vorwiegend in der Behandlung der Schizophrenie eingesetzt werden. In der Psychotherapie der bipolaren Störung geht es darum, Risikofaktoren für beginnende manische Episoden der Erkrankung zu identifizieren und Patienten dahingehend zu befähigen, diese möglichst frühzeitig wahrzunehmen und zum Arzt zu gehen. Der möglichst frühe Zeitpunkt ist daher so wichtig, weil mit jedem weiteren Schritt hinein in die Manie die Krankheitseinsicht verloren geht. Darüber hinaus wird mit den Patienten ein Lebensentwurf erarbeitet, der den Organismus möglichst wenig durcheinanderbringt. Das bedeutet, regelmäßig und ausreichend zu schlafen, regelmäßig und gesund zu essen, Stress zu vermeiden, keine Nächte durchzumachen, möglichst keine Schichtarbeit u. v. m. Problematisch ist, dass Betroffene zumeist recht jung sind, wenn die Erkrankung beginnt, und dieses geregelte Leben als langweilig empfinden können. Dann gilt es in der Psychotherapie, nicht nur Extreme zu definieren, sondern moderate Kompromisse zu finden.

7

Angst und Panik

Jeder gesunde Mensch kennt das Gefühl der Angst. Sie warnt vor drohender Gefahr und sichert so unser Überleben. Im Zustand der Angst ist der menschliche Körper in einem spezifischen Aktivierungszustand. Das Herz schlägt schneller, die Atmung wird beschleunigt, die Muskulatur wird besser durchblutet, Noradrenalin wird ausgeschüttet, während der beruhigende Hirnbotenstoff GABA reduziert wird. Insgesamt wird der Mensch bestens vorbereitet, um schnell angreifen oder fliehen zu können. Eine Angststörung ist dadurch gekennzeichnet, dass Angst in einer objektiv ungefährlichen Situation auftritt oder unverhältnismäßig stark ausgeprägt ist. Letzteres gilt beispielsweise für die Prüfungsangst. Ein gewisses Angstniveau kann in einer Prüfung sogar förderlich sein, um hochkonzentriert und wach zu sein. Daher wachsen manche Menschen in Prüfungen regelrecht über sich hinaus. Steigt die Angst jedoch über das günstige Ausmaß hinaus

A. Prölß et al., *Psychische StörungsBILDER*,
https://doi.org/10.1007/978-3-662-58288-6_7

an, wirkt sie störend. Manche Prüflinge gehen dann einfach nicht zur Prüfung, andere erleben ein Blackout.

Pathologische Angst unterscheidet sich hinsichtlich der Qualität der mit ihr verbundenen Empfindungen oder körperlichen Reaktionen grundsätzlich nicht von der Realangst. Normalerweise ist Menschen mit einer Angststörung der irrationale oder übersteigerte Charakter ihrer Ängste zumindest teilweise bewusst. Gleichzeitig fühlen sie sich ihren Ängsten ausgeliefert und scheitern häufig bei Versuchen, die Angst selbst in den Griff zu bekommen. Manche Angststörungen beeinträchtigen das Leben oft nur bedingt, beispielsweise manche spezifischen Phobien. Wer in Mitteleuropa unter einer Spinnenphobie leidet, muss diese nicht zwangsläufig behandeln lassen. Eine Zahnarztphobie dagegen kann schon eine größere Tragweite entfalten, wenn der Zahnstatus aufgrund des Vermeidens von Zahnarztbesuchen allmählich desaströse Ausmaße annimmt. Unter den diagnostizierbaren Angststörungen gibt es ferner die Agoraphobie als Angst vor Orten, bei denen im Fall aufkommender Panik keine Flucht möglich ist oder nicht rechtzeitig ärztliche Hilfe eintrifft (z. B. beim Bus-, Bahn- oder Zugfahren, auf großen Plätzen, bei Menschenmengen) und die soziale Phobie als Angst vor sozialen Situationen, in denen man negativ bewertet, kritisiert, lächerlich gemacht werden könnte (dazu gehört die o. g. Prüfungsangst, aber auch das Ansprechen fremder Menschen, das Betreten eines Raumes mit vielen Menschen, vor anderen Essen, Schreiben etc.).

Nicht-phobische Angststörungen sind die Panikstörung und die generalisierte Angststörung, die in Abschn. 7.1 und 7.2 näher vorgestellt werden.

In der neuesten Auflage des amerikanischen Diagnosekatalogs DSM-5 schließlich, an dem sich der für das Jahr 2019 angekündigte nächste europäische Katalog ICD-11 vermutlich eng orientieren wird, wurde als neue Angststörung erstens die sog. Trennungsangststörung eingeführt. Das Hauptsymptom der Störung besteht in einer übermäßigen Angst, von wichtigen Personen getrennt oder verlassen zu werden. Während diese wichtigen Personen im Kindesalter die Eltern oder sonstige Bezugspersonen sind und die Angst zunächst noch die wichtige Funktion hat, die Nähe zur Mutter zu sichern, bezieht sich die Trennungsangst im Erwachsenenalter auf Partner, Familienmitglieder und Freunde und kann pathologische Ausmaße annehmen. Zweitens wurde der sog. selektive Mutismus als diagnostizierbare Störung eingeführt. Dabei werden Betroffene im wahrsten Sinne des Wortes sprachlos, haben aber keine Sprachstörung. Sie verstummen aus Angst vor Kommunikation in bestimmten (selektiven) Situationen und mit bestimmten Personen. Oft betrifft diese Störung Kinder, es gibt dieses Phänomen jedoch vereinzelt auch bei Erwachsenen. Dazu kommt, dass viele Kinder, die den Mutismus überwunden haben, auch als Erwachsene noch lange Zeit ein eher schwieriges Verhältnis zur Kommunikation beibehalten.

7.1 Panikstörung

7.1.1 Symptomatik

Eine Panikattacke entwickelt sich innerhalb weniger Minuten und ist charakterisiert durch eine subjektiv höchst dramatische körperliche Symptomatik. Typische Symptome sind Zittern, Herzrasen, Schweißausbrüche, Schwindel, Schwächegefühl, Atemnot und Engegefühl im Hals. Betroffene haben dabei Angst zu ersticken, einen Herzinfarkt zu bekommen oder vollkommen die Kontrolle über sich zu verlieren. Viele Betroffene berichten auch davon, ihre Umgebung während der Panikattacke als fremd und unwirklich zu erleben, was als Derealisation bezeichnet wird. Panikattacken erreichen ihr Maximum innerhalb weniger Minuten und halten dann zwischen 5–30 Minuten an. Typisch ist, dass die Anfälle plötzlich kommen und nicht an bestimmte Situationen gebunden sind.

Eine Panikstörung (Abb. 7.1) liegt dann vor, wenn die Angstanfälle wiederholt auftreten und zu Veränderungen im Verhalten und in der Einstellung des Betroffenen führen. Dazu gehört die Angst vor der Angst im Sinne einer ständigen Sorge, erneut eine Panikattacke zu erleiden. Typisch sind auch die Furcht vor negativen Konsequenzen der Anfälle (z. B. Herzinfarkt mit Todesfolge) und schließlich das typische Vermeidungsverhalten, das bei jeder Angststörung auftritt. Da Betroffene hier jedoch keine bestimmten Situationen vermeiden können, um den Anfällen zu entgehen, gehen sie häufig allem aus dem Weg, was die körperliche Symptomatik anstoßen kann. Sie geben ihren Sport auf, damit das Herz nicht schneller schlägt, fahren selbst in den ersten Stock mit dem Aufzug u. v. m.

7.1.2 Entstehungsbedingungen

Auch hier wird ein Zusammenspiel aus biologischen, psychologischen und umweltbedingten Faktoren vermutet. Eine genetische Veranlagung für die Entwicklung von bestimmten Angstreaktionen scheint vorzuliegen. Hirnregionen, die Angst vermitteln, reagieren übermäßig schnell und beruhigen sich nur langsam wieder. Beispiele für weitere Einflussfaktoren sind das Erleben von traumatischen Ereignissen, insbesondere wenn sie in der Kindheit

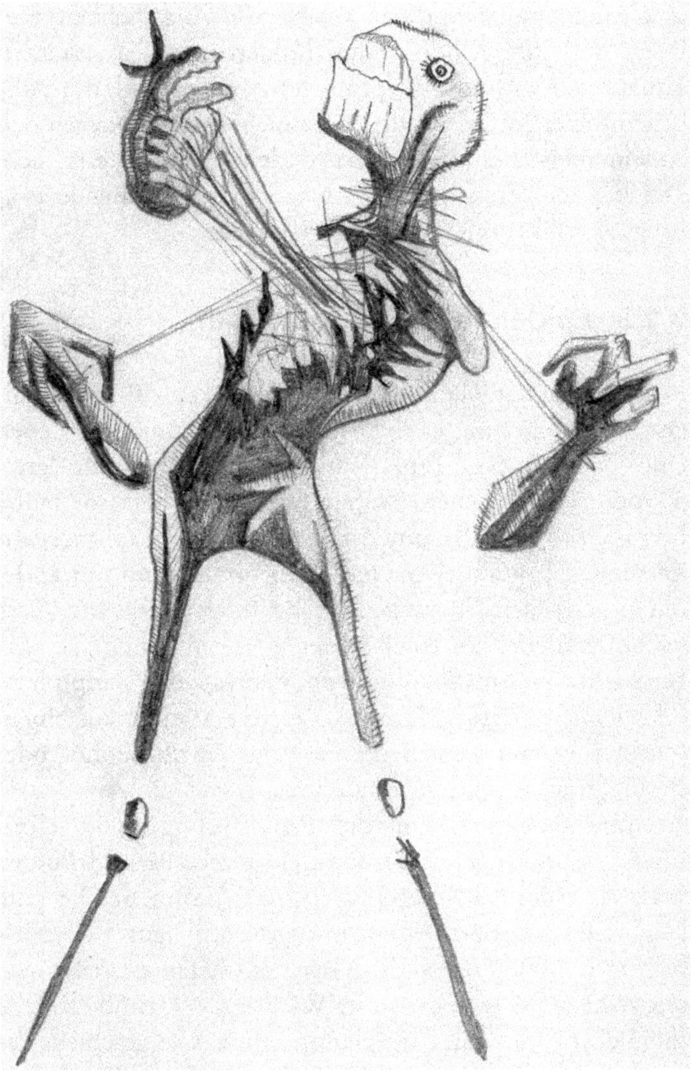

Abb. 7.1 Panikstörung. (Adaptiert nach Shawn Coss, mit freundlicher Genehmigung)

geschehen, und ängstliche Eltern, die Ängstlichkeit vorleben und ihre Kinder daran hindern, sich in riskanten Situationen mutig auszuprobieren. Im Vorfeld des Ausbruchs einer Angststörung im Erwachsenenalter lassen sich zudem meist bestimmte belastende Ereignisse feststellen. Das können Stress bei der Arbeit sein, eine nahende Prüfung, Konflikte mit dem Partner u. v. m.

7.1.3 Epidemiologie und Verlauf

Isolierte Panikanfälle sind relativ häufig. 15–30 % der Allgemeinbevölkerung erleben mindestens einmal im Leben eine Panikattacke. Eine Panikstörung entwickeln etwa 3 von 100 Menschen, wobei Frauen doppelt so häufig betroffen sind wie Männer. Die Störung beginnt meistens im jungen Erwachsenenalter. Die Kombination mit anderen psychischen Störungen ist hoch, denn bis zu 90 % leiden zusätzlich an einer weiteren Angststörung. Typisch ist auch die Entwicklung von depressiven Symptomen oder von Suchterkrankungen. Letztere können aus einem Versuch heraus entstehen, die Angst mit Alkohol oder Beruhigungsmitteln zu bekämpfen.

Unbehandelt verläuft die Panikstörung meist chronisch, wobei längere symptomfreie Intervalle und Phasen massiver Angst abwechselnd auftreten können. Die gute Nachricht ist, dass Angststörungen sehr gut behandelbar sind. Insbesondere die Verhaltenstherapie befasst sich seit nahezu 70 Jahren damit. Wichtig ist, dass Betroffene möglichst früh zum Therapeuten gehen. Oft geschieht das nicht – aufgrund der Hoffnung, das Problem selbst in den Griff zu bekommen oder aufgrund von Schamgefühlen. Vor allem für Männer ist es oft schwierig, sich damit abzufinden, dass sie ausgerechnet eine Angststörung haben. Ein illustratives Beispiel ist der Film *Reine Nervensache,* bei dem Robert de Niro als Mafiaboss unter einer Panikstörung leidet, was er nur schlecht mit seinem Selbstbild vereinbaren kann. Doch auch ihm kann letztendlich durch Psychotherapie geholfen werden.

7.1.4 Therapie und Prognose

Patienten mit einer Panikstörung sollte zunächst eine Psychotherapie oder Pharmakotherapie angeboten werden, da beide gut wirksam sind. Die Entscheidung für eines der Verfahren hängt in unkomplizierten Fällen von der Präferenz des Patienten und den zur Verfügung stehenden Behandlungsmöglichkeiten ab. Bei längerem Verlauf der Störung oder geringem Erfolg der Therapie wird eine Kombination aus Psychotherapie und Pharmakotherapie empfohlen. Die besten Wirksamkeitsnachweise der Psychotherapie gibt es für die kognitive Verhaltenstherapie, deren zentrales Element die direkte Auseinandersetzung mit der Angst und das Erlernen von Bewältigungsmöglichkeiten ist. Medikamente gegen die Angst sind dieselben, die auch bei Depressionen eingesetzt werden. Beruhigungsmittel, sog. Benzodiazepine, wirken hingegen zwar kurzfristig gut, sollten aufgrund ihres Abhängigkeitspotenzials aber nicht langfristig eingesetzt werden.

7.2 Generalisierte Angststörung

7.2.1 Symptomatik

Menschen mit einer generalisierten Angststörung (GAS) (Abb. 7.2) machen sich viele Sorgen um alle möglichen alltäglichen Lebenssituationen, bei denen ein Unglück

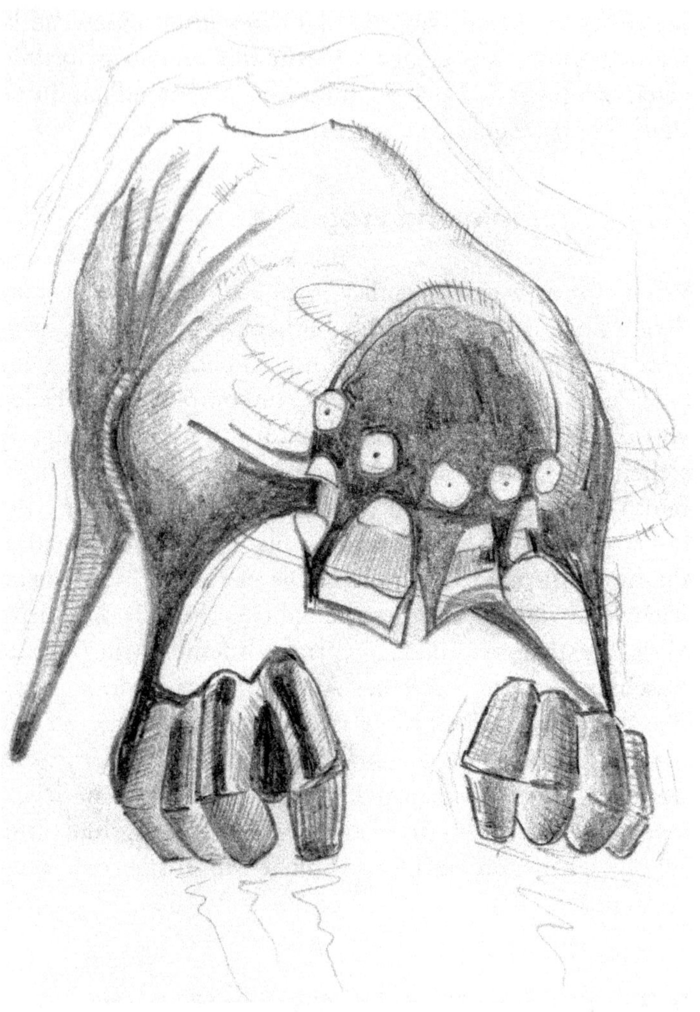

Abb. 7.2 Generalisierte Angststörung. (Adaptiert nach Shawn Coss, mit freundlicher Genehmigung)

passieren könnte. Die Mutter könnte auf dem Weg zur Arbeit einen Unfall haben, das Kind könnte beim Turnen von der Reckstange fallen, oder der Partner könnte auf dem Bau in eine Grube fallen. Auslöser für die Sorgen sind ganz alltägliche Situationen, z. B. die 10-minütige

Verspätung des Sohnes, eine anstehende Reise ins Ausland oder Zeitungsberichte über Unfälle. So leidet der Betroffene unter anhaltender Ängstlichkeit. Vom Ausmaß erreicht die Angst nicht annähernd das Niveau, das bei einer Panikattacke erreicht wird, dafür leiden die Betroffenen die meiste Zeit des Tages unter der ängstlichen Anspannung. Die Dauer ist hier also das Problem. Im Unterschied zu anderen Angststörungen ist Betroffenen bei der GAS zu Beginn meist nicht bewusst, dass ihre Sorgen irrational sind. Letztendlich sind sie es ja auch nicht, denn die befürchteten Unglücke können ja tatsächlich auftreten. Es ist lediglich sehr unwahrscheinlich. Und selbst ein sehr geringes Risiko können die Menschen mit GAS kaum ertragen.

Menschen mit GAS haben sehr komplexe Arten der Vermeidung entwickelt. Das Sorgen selbst dient bereits der Vermeidung von intensiver Angst. Denn sie sorgen sich, ohne dabei innere Bilder aufkommen zu lassen. Das hilft, Emotionen in Schach zu halten. Dazu kommt, dass sie ein Sorgenthema schnell verlassen, wenn die Angst zu intensiv zu werden droht. So „sorgen“ sie ihre Themen auch nie zu Ende, sondern springen vor dem schlimmen Ende schnell zum nächsten Sorgenthema (Sorgen-Hopping) und sorgen sich auch hier ohne innere Bilder. Die dritte Strategie, um stärkere Ängste zu vermeiden, ist das Rückversichern. So rufen Betroffene immer wieder beim Partner, beim Kind, bei der Freundin an, um sicherzugehen, dass nichts passiert ist. Um Sorgen zu vermeiden, entwickeln sie häufig auch ein Verhalten, das leicht für eine Zwangsstörung gehalten werden kann. Sie kontrollieren beispielsweise mehrfach, ob der Herd ausgeschaltet ist, damit kein Feuer ausbricht. Das Rückversicherungs- und Kontrollverhalten führt kurzfristig zwar zu weniger Sorgen und reduziert dadurch vorübergehend die Angst.

Allerdings lernen die Betroffenen so nicht, Vertrauen zu entwickeln und mit Unwägbarkeiten im Leben zurechtzukommen.

Im Laufe der Zeit entwickeln die Betroffenen sog. Sorgen über die Sorgen. Auch wenn sie das Sorgen an sich nach wie vor für berechtigt halten, so bereitet ihnen allmählich die Intensität des Sorgens Sorgen, und sie befürchten, vor lauter Sorgen noch den Verstand zu verlieren. Eine Folge des ständigen Sorgens ist auch, dass die Betroffenen dauerhaft angespannt und aufgeregt sind. Dadurch entwickeln sich körperliche Symptome wie Nervosität, Einschlafstörungen, Beklemmungsgefühle und eine verstärkte vegetative Erregbarkeit. Auch Spannungskopfschmerzen oder Schulterschmerzen sind typische Begleiterscheinungen.

7.2.2 Entstehungsbedingungen

Die Entstehung der GAS scheint zu etwa 30 % genetisch bedingt zu sein. Zu den vererblichen Faktoren zählt beispielsweise ein sog. ängstliches Temperament, das bereits bei Neugeborenen festzustellen ist. Zudem stehen bestimmte Botenstoffe im Gehirn mit der Neigung zu ängstlichem Erleben in Verbindung, was die medikamentöse Therapie begründet. Weitere Risikofaktoren sind bestimmte Kindheitserlebnisse. Wenn Kinder beispielsweise überbehütet werden, können sie verinnerlichen, dass die Welt ein gefährlicher Ort ist und jederzeit etwas Schlimmes geschehen kann. In der Folge kann sich ein ungewöhnlicher Aufmerksamkeits- und Wahrnehmungsprozess entwickeln, in dem die GAS-Betroffenen hochgradig selektiv auf eventuelle Gefahren in der Umgebung achten.

7.2.3 Epidemiologie und Verlauf

Ca. 5 % der Menschen in Deutschland leiden an einer generalisierten Angststörung. Die Krankheit tritt meist zwischen dem 20. und 30. Lebensjahr erstmalig auf. Sie entwickelt sich schleichend und nimmt, wenn sie nicht behandelt wird, oft einen chronischen Verlauf. Frauen, insbesondere ab dem 50. Lebensjahr, sind etwa doppelt so häufig betroffen wie Männer. Die Beschwerden bestehen über einen längeren Zeitraum hinweg, mit kleineren Fluktuationen. Einige Patienten entwickeln im Verlauf zusätzlich eine depressive Symptomatik oder eine weitere Angststörung. Wie bei allen Angststörungen ist zudem die Gefahr zur Entwicklung einer Substanzabhängigkeit erhöht. Doch ebenso wie bei allen Angststörungen können auch GAS-Betroffene von ihrem Leid befreit werden. Voraussetzung ist, dass sie sich professionelle Hilfe holen, sobald sie merken, dass sie ihr Sorgenverhalten nicht kontrollieren können.

7.2.4 Therapie und Prognose

Pharmakologische und auch bestimmte psychotherapeutische Behandlungsformen haben sich in der Therapie der GAS als wirksam erwiesen. Als wirksamstes psychotherapeutisches Verfahren zu Behandlung der GAS gilt eine auf die Sorgenthematik ausgerichtete kognitive Verhaltenstherapie. Patienten lernen dort, auf ihr Rückversicherungsverhalten zu verzichten und ihre Sorgen konsequent bis zum Ende durchzudenken, ohne zuvor auf ein anderes Thema zu wechseln. In der medikamentösen Behandlung der GAS werden in erster Linie Substanzen eingesetzt, die den Serotoninspiegel im Gehirn stabilisieren. Es sind dieselben Medikamente, die auch in der Behandlung der Depression verschrieben werden.

Besonders wenn Betroffene gleichzeitig an einer Depression leiden, sollen diese Medikamente eingesetzt werden. Bei einem Viertel der Betroffenen sind die Beschwerden nach 2 Jahren erfolgreich behandelt. Zumindest deutliche Verbesserungen zeigen sich bei 40–70 % der Betroffenen nach durchschnittlich 5 Jahren.

8 Zwangsstörung

8.1 Symptomatik

Die Hauptsymptome einer Zwangsstörung (Abb. 8.1) sind Zwangsgedanken und -handlungen. Zwangsgedanken sind Vorstellungen, deren Inhalt als störend und unpassend empfunden wird und die sich immer wieder gegen den eigenen Willen aufdrängen. Sie betreffen typischerweise Inhalte, die den Betroffenen unangenehm oder peinlich sind, moralisch verwerflich oder gewalttätigen Inhalts sind und daher Ängste auslösen. Beispiele sind Gedanken bei Müttern, dem eigenen Kind etwas antun zu können, Gedanken im Auto, plötzlich das Lenkrad herumzureißen und dabei zu versterben, Gedanken an Keime in der Umgebung und an die Ansteckung mit einer Krankheit, Gedanken an Sex mit dem Pfarrer, Gedanken, dass der heimische Herd explodiert und das Haus abbrennt. Es gibt auch sog. magische Inhalte: Fliegt z. B. ein schwarzer Vogel vor dem Fenster vorbei, könnte dies den Gedanken an ein nahendes Unglück heraufbeschwören.

A. Prölß et al., *Psychische StörungsBILDER*,
https://doi.org/10.1007/978-3-662-58288-6_8

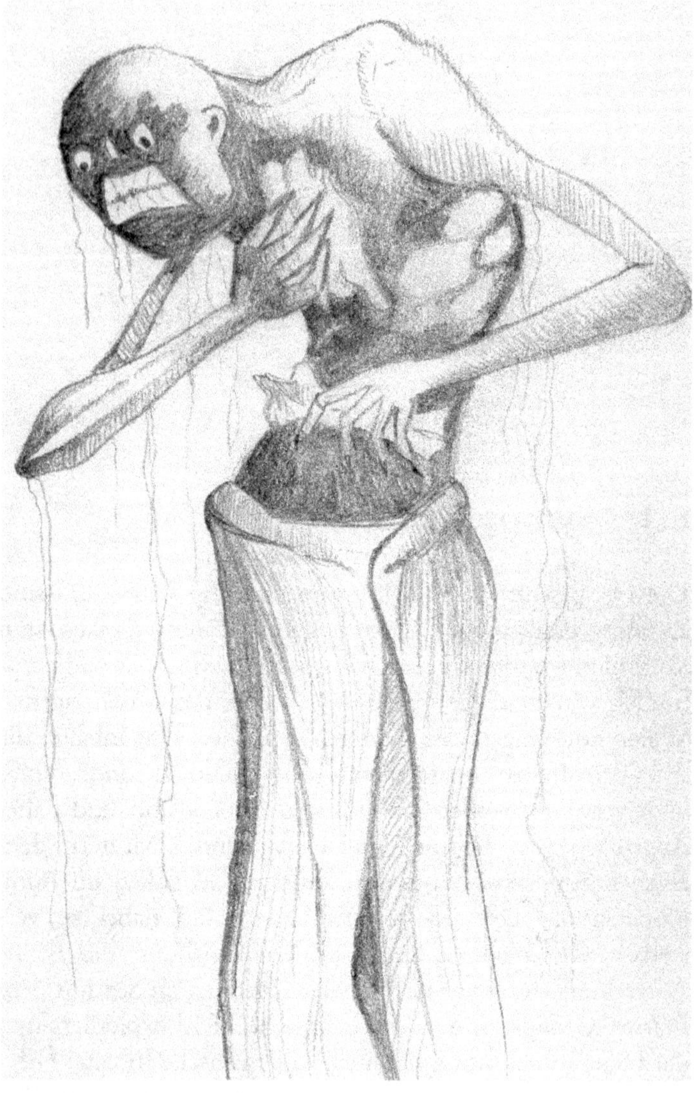

Abb. 8.1 Zwangsstörung. (Adaptiert nach Shawn Coss, mit freundlicher Genehmigung)

Unter Zwangshandlungen versteht man Verhaltensweisen, deren Funktion es ist, die durch Zwangsgedanken ausgelöste Angst loszuwerden (zu neutralisieren). Fürchtet sich ein Betroffener vor Ansteckung, wäscht er sich möglicherweise intensiv die Hände – häufig so intensiv, dass die Hände regelrecht blutig gewaschen werden. Andere Betroffene befürchten, der Herd wäre noch an, und kontrollieren immer wieder, ob er wirklich aus ist. Teilweise befürchten Betroffene, ihren eigenen Augen und dem eigenen Gedächtnis nicht trauen zu können. So können sie den Herd ansehen und eindeutig wahrnehmen, dass er ausgeschaltet ist. Doch schon nach Sekunden wächst ein innerer Zweifel *(„Habe ich das wirklich gesehen?“)*. Und so wird erneut kontrolliert, und wieder und wieder. Es gibt Betroffene, die nach ganz bestimmten Mustern kontrollieren, beispielsweise immer 7-, 11- oder 13-mal. Dann können sie aufhören. Andere Zwangserfahrene kontrollieren so lange, bis sich nach unbestimmter Anzahl ein Gefühl der Stimmigkeit einstellt. Das wird als „Just-right-Subtyp“ bezeichnet. In besonders schweren Fällen nehmen Zwangsrituale so viel Zeit in Anspruch, dass nahezu der gesamte Tag darauf verwendet wird. Wenn Betroffene versuchen, die Handlungen zu unterlassen, empfinden sie unangenehme Gefühle wie innere Spannungen, Ängstlichkeit oder Unruhe, die erst dann nachlassen, wenn sie ihr Ritual durchführen. Viele Betroffene entwickeln auch gedankliche Rituale (Gebete, Zählen etc.) zum Neutralisieren der Angst auslösenden Gedanken. In diesem Fall sind die Zwangshandlungen folglich Gedanken. Etwas seltenere Rituale betreffen die Themenbereiche „Symmetrie und Ordnung“, „Sammeln und Horten“, und besonders selten tritt zwanghafte Langsamkeit auf mit der Folge, dass Handlungen in Zeitlupentempo durchgeführt werden, um ja keinen Fehler zu machen.

Betroffene von Waschzwängen weisen oft erhebliche Hautläsionen auf, die durch das dauernde Reinigungsmittel oder Desinfektionsmittel ausgelöst werden. Daran wird deutlich, dass es letztendlich nicht darum geht, echten Schmutz wegzuwaschen, da die zerstörte Haut ja erst recht anfällig für Keime wird. Die Handlungen haben alle den einen Zweck gemeinsam: die Linderung unangenehmer Gefühle. Ein eindrücklicher Satz aus der Psychotherapie lautet: *„Sie waschen keinen Schmutz weg, sondern sie waschen sich ein schlechtes Gefühl weg"*. Nicht selten werden auch die Familienmitglieder in die Zwangshandlungen des Patienten mit einbezogen. Um dem geliebten Betroffenen zu helfen, machen viele Familien das sinnlose Kontrollieren, Waschen etc. über lange Zeit mit. Allerdings tragen sie mit ihrem gut gemeinten Verhalten lediglich dazu bei, die Störung aufrechtzuerhalten.

Da viele Betroffene ihr zwanghaftes Verhalten selbst als sinnlos erleben, schämen sie sich dafür. Eine Folge davon ist eine ausgeprägte Verheimlichungstendenz – auch gegenüber Therapeuten, wenn sie überhaupt therapeutische Hilfe suchen. Das Verheimlichen funktioniert, solange der Alltag noch recht gut bewältigt wird. Viele Betroffenen gehen erst dann zur Therapie, wenn es aufgrund von Zeitproblemen durch die Intensität der Zwänge zu Schwierigkeiten mit dem Partner oder auf der Arbeit kommt.

8.2 Entstehungsbedingungen

Sowohl psychologische als auch neurobiologische Faktoren sind als Ursache belegt. Neurobiologisch scheint in erster Linie die Region im Gehirn betroffen zu sein, in der die Basalganglien angesiedelt sind. Diese sind u. a. daran beteiligt, Bewegungsimpulse, aber auch gedankliche

Abläufe zu initiieren oder zu hemmen. Es scheint, als ob bestimmte Handlungen und Gedanken, die beim Gesunden gehemmt werden und gar nicht ins Bewusstsein kommen, bei Zwangspatienten weitergeleitet werden. So kommt es dazu, dass unnötige Gedanken und Handlungen immer wieder wiederholt werden. Für die Basalganglientheorie spricht, dass nach bestimmten Schädigungen der Basalganglien Zwangssymptome auftreten können.

Auch eine genetische Ursache gilt als belegt. Denn Verwandte von Patienten mit einer Zwangsstörung haben im Vergleich zu Verwandten einer Kontrollgruppe ein 6,2-fach erhöhtes Risiko, an einer Zwangsstörung zu erkranken. Es scheint zudem einen engen Zusammenhang zwischen der eher neurologisch bedingten Ticstörung und Zwängen zu geben.

Da viele Menschen Zwänge entwickeln, nachdem sie ein Trauma erlebt haben, wird spekuliert, dass Zwänge dabei helfen können, traumabedingte Ängste zu reduzieren. Denn Zwänge vermitteln das Gefühl von Kontrolle. Betroffene kontrollieren damit scheinbar Aspekte des Lebens, die zufällig passieren, also außerhalb des eigenen Einflussbereichs liegen. Da Traumatisierung einen vollkommenen Kontrollverlust darstellt, kann in der Zwangsstörung ein nachträglicher Versuch gesehen werden, Kontrolle herzustellen.

Ein weiterer psychologischer Erklärungsversuch bezieht sich auf die Art und Weise, wie Zwangspatienten ihre Gedanken bewerten. Denn auch gesunde Menschen haben ab und zu seltsame und aufdringliche Gedanken. Daher sind die Zwangsgedanken zunächst, und vor allem inhaltlich, gar nicht pathologisch. Allerdings bewerten Zwangserfahrene diese Gedanken anders als Gesunde und gehen anders damit um. Während sich der Gesunde meist schnell von schrägen Gedanken distanziert, beispielsweise vom Gedanken, er könne auf der Autobahn das Lenkrad herumzureißen oder am Bahnhof auf die Schienen springen, bewerten Zwangserfahrene solche Gedanken als reale Gefahr. Einmal hat sich beispielsweise eine Patientin in eine psychiatrische Klinik einweisen lassen, weil sie sich als Reaktion auf solche Gedanken für suizidal hielt. In ihrer Sorge war sie so überzeugend, dass auch die Psychiater nicht bemerkten, dass es sich nicht um eine suizidale Patientin handelte, sondern um eine Zwangspatientin, die nichts weniger wünschte als zu sterben. Wissenschaftler bezeichnen die Dynamik, die hier bei Zwangspatienten abläuft, als „Thought-Action-Fusion" („Gedanken-Handlungs-Fusion"). Zwangserfahrene setzen einen Gedanken also mit der Handlung gleich, während es Gesunde höchstens kurz fröstelt, sie innerlich den Kopf schütteln *(„Wie komme ich denn auf so einen Gedanken?")* und den Gedanken schnell wieder vergessen.

8.3 Epidemiologie und Verlauf

Etwa 2–3 % der Menschen entwickeln einmal in ihrem Leben eine Zwangsstörung. Männer und Frauen sind dabei gleich häufig betroffen. Allerdings entwickeln Männer häufiger Kontrollzwänge, während Frauen öfters unter Waschzwängen leiden.

Der Verlauf wird als chronisch-fluktuierend bezeichnet. Mit anderen Worten: Bei einer Zwangsstörung gibt es keine komplett symptomfreien Zeiten. Allerdings schwankt die Intensität in Abhängigkeit von sonstigem Stresserleben. Bei Stress steigt die Intensität der Zwänge an, in ruhigen Zeiten beruhigt sich auch der Zwang ein wenig. Insbesondere dann, wenn die Intensität hoch ist und für die psychische Störung täglich viele Stunden investiert werden müssen, ist die Lebensqualität erheblich beeinträchtigt.

Besonders ungünstig ist der Verlauf, wenn die Symptomatik früh beginnt (d. h., bereits in der Kindheit oder in der frühen Pubertät), bei Männern und wenn zusätzlich noch Symptome einer Ticstörung vorliegen. Manchmal ähneln sich Tics und Zwänge auch, beispielsweise gibt es Kontrollzwänge, bei denen Betroffene so lange kontrollieren, bis sich irgendwann ein sog. „Just-right-Gefühl" einstellt – ein Gefühl der Stimmigkeit, das sich nicht logisch begründen lässt. Ähnlich ist es mit Tics, deren Durchführung nach einem ähnlichen Gefühl beendet werden kann. Diese Just-right-Zwänge habe ebenfalls eine ungünstige Prognose.

Günstig dagegen ist die Prognose für Frauen, für Betroffene, die schnell einen Therapeuten aufzusuchen, sowie für Patienten, deren Zwang erst im späteren Erwachsenenalter auftrat und nur wenig Zeit am Tag verbraucht.

8.4 Therapie und Prognose

Bei der Behandlung der Zwangsstörung sind psychotherapeutische Verfahren und Pharmakotherapie erfolgreich. Bei schweren Ausprägungen sollte eine Kombination aus beiden gewählt werden. In der Psychotherapie wird der Betroffene mit seinem Zwang konfrontiert. Bei einem Kontrollzwang am Herd beispielsweise wird der Patient gebeten, den Herd nur ein einziges Mal zu kontrollieren und dann das Haus zu verlassen. Er soll also auf sein Kontrollritual, das Zwangsverhalten, verzichten. Die daraufhin aufsteigenden Anspannungszustände, Ängste und Sorgen soll der Betroffene aushalten. Im Laufe der Zeit lässt das unangenehme Gefühl nach. Wenn das nicht klappt, kann dies mehrere Gründe haben: So wenden manche Patienten verdeckte innere Rituale zum Neutralisieren der Angst an. Sie sprechen oder denken beispielsweise irgendwelche Zahlenreihen, was den gleichen Effekt haben kann wie das Kontrollieren am Herd. In solchen Fällen bleibt die Psychotherapie logischerweise erfolglos. Andere Patienten praktizieren ein nachträgliches Neutralisieren: Sie arbeiten zwar in der Therapie gut mit und halten ihre Ängste und Unruhe aus, kontrollieren aber später zuhause häufig mit doppelter Intensität. Ebenfalls ohne Erfolg kann eine Therapie dann bleiben, wenn der Therapeut sich nicht konsequent an die Leitlinien hält. Diese schreiben u. a. vor, dass der Therapeut den Patienten an den Ort seines Zwangs begleiten, also z. B. mit ihm nach Hause an den Herd gehen soll. Außerdem sehen die Leitlinien für diesen wesentlichen Behandlungsabschnitt eine Mindestdauer von drei Stunden am Stück vor, was weit über eine normale Therapiesitzung hinausgeht.

Je früher Betroffene einen Behandler aufsuchen, umso höher sind die Erfolgschancen einer Therapie. Insbesondere, wenn sich Therapeuten an den Therapieleitlinien orientieren, lassen sich Zwänge erfolgreich behandeln. Erfolgreich bedeutet jedoch nicht, dass immer auch mit vollständiger Symptomfreiheit zu rechnen ist. Häufig müssen Patienten lernen, mit Restsymptomen zu leben. Denn ein übliches Therapieergebnis besteht darin, dass zwei von drei Patienten ihre Symptomatik um 35 % reduzieren können. Diese Effekte sind auch nach mehreren Jahren noch stabil nachweisbar. Ein vollständiges Verschwinden der Symptomatik sollte zwar nie ausgeschlossen werden, wird aber oft nicht erreicht. Wenige Restsymptome verhindern es jedoch nicht, ein befriedigendes Leben mit guter Lebensqualität zu führen.

Für die medikamentöse Behandlung von Zwangssymptomen werden in erster Linie Substanzen gewählt, die den Botenstoff Serotonin im Gehirn beeinflussen. Dies sind dieselben Medikamente, die auch zur Behandlung der Depression verschrieben werden, bei Zwängen werden sie jedoch wesentlich höher dosiert, und es dauert länger, bis ihre Wirkung eintritt.

Übrigens hat sich in Studien gezeigt, dass mit einer sog. tiefen Hirnstimulation besonders schwere und chronische Zwänge erfolgreich behandelt werden können. Dabei werden Elektroden tief ins Gehirn eingelassen, wo sie bestimmte Regionen stimulieren oder hemmen. Dieses Verfahren konnte immerhin bei der Hälfte der Patienten, die zuvor ihre komplette Zeit für Zwangsrituale verwenden mussten, eine deutliche Erleichterung bringen. Das gilt vermutlich am ehesten für Kontrollzwänge. Allerdings ist dieses Verfahren bisher nicht allgemein zugelassen, sondern wird nur in bestimmten Unikliniken im Rahmen von Studien untersucht.

9 Posttraumatische Belastungsstörung (PTBS)

9.1 Symptomatik

Etwa 2 % aller Europäer entwickeln irgendwann im Leben eine posttraumatische Belastungsstörung (PTBS) (Abb. 9.1) als Folge eines katastrophenartigen Ereignisses. Beispiele sind Naturkatastrophen, Unfälle, Kampfhandlungen, Überfälle, Folterung, Terrorismus, Vergewaltigung, frühkindliche Gewalt, sexueller Missbrauch u. v. m. Dennoch überstehen die meisten Menschen derartige Ereignisse, ohne eine PTBS zu entwickeln. Zumeist gelingt es also, ein Unglück erfolgreich zu verarbeiten. Alternativ zur PTBS treten jedoch nach einem Trauma nicht selten andere psychische Störungen wie Depressionen oder Angststörungen auf. Allerdings ist die PTBS die einzige psychische Störung, bei der zur Diagnosestellung definitiv ein auslösendes Ereignis stattgefunden haben muss.

A. Prölß et al., *Psychische StörungsBILDER*,
https://doi.org/10.1007/978-3-662-58288-6_9

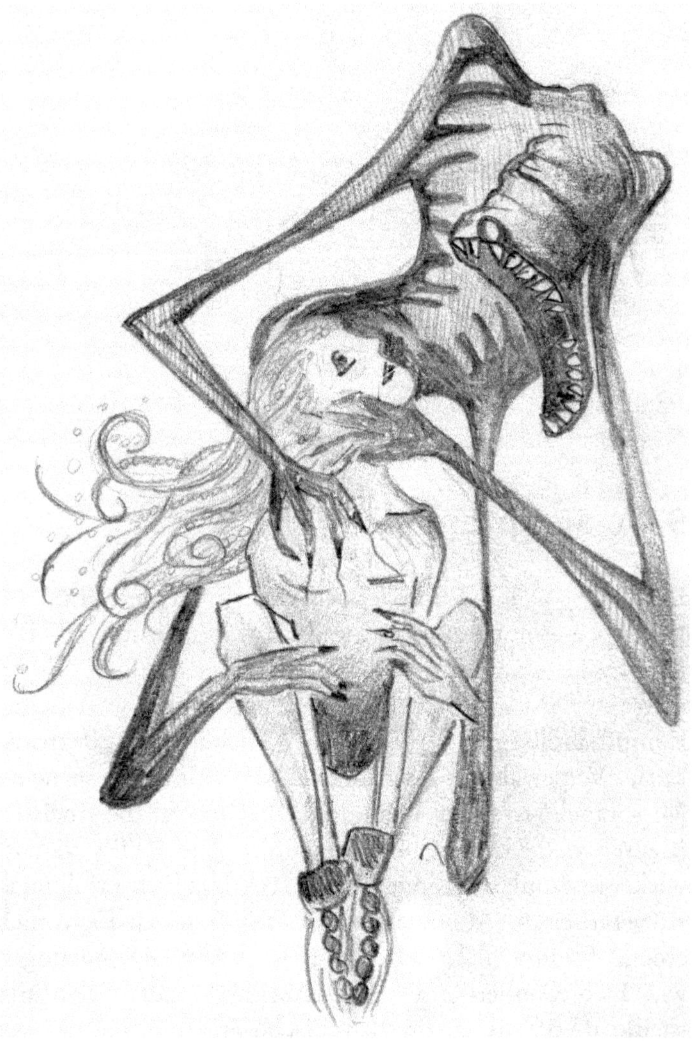

Abb. 9.1 Posttraumatische Belastungsstörung. (Adaptiert nach Shawn Coss, mit freundlicher Genehmigung)

Hauptsymptomatik der PTBS ist ein ständiges inneres Wiedererleben des Traumas, bei dem die Betroffenen beispielsweise Bilder des Ereignisses wahrnehmen, Geräusche hören, etwas riechen, z. B. Rauch, wenn es gebrannt hat. Diese Wahrnehmungen sind so lebendig, als würde das Ereignis gerade erneut geschehen. Daher spricht man auch von einer „Hier-und-jetzt-Qualität". Manche erleben ihr Trauma auch nachts als realistische Alpträume wieder. Weitere typische Symptome sind ein phobisches Vermeidungsverhalten sowie eine starke Übererregung, die fast durchgängig vorhanden ist. Daher sind die Betroffenen oft schreckhaft und können abends nicht einschlafen. Viele wollen auch aus Angst vor den Alpträumen nicht schlafen. Dazu kommt häufig noch eine veränderte Sicht auf die Welt und auf sich selbst, weil manche Betroffene sich selbst die Schuld für das Ereignis geben, auch wenn dies vollkommen irrational ist. Es wird spekuliert, ob ein Schulderleben dabei hilft, die erlittene Hilflosigkeit während des Traumas besser bewältigen zu können – denn wer Verantwortung trägt, kann nicht ganz hilflos gewesen sein. Derartige Prozesse laufen jedoch nicht bewusst ab und werden daher auch nicht berichtet. Des Weiteren verlieren viele traumatisierte Menschen die innere Gewissheit, in Sicherheit zu sein, d. h., sie beginnen, sich vor der Welt zu fürchten. So haben sie beispielsweise Angst davor, im Dunkeln das Haus zu verlassen, oder sie überlegen, sich zu bewaffnen. Nach sexuellem Missbrauch können sich im Sinne einer Vermeidungsstrategie nachhaltige Störungen der Beziehungsfähigkeit ausbilden.

Die Störung beginnt meist einige Wochen bis zu sechs Monaten nach dem traumatisierenden Ereignis. Vereinzelt kann eine PTBS aber auch noch viele Jahre später auftreten.

Als Reaktion auf ein Trauma kann sich auch eine dissoziative Symptomatik einstellen. Dieser sog. dissoziative Subtyp der PTBS ist gekennzeichnet durch eine körperliche Reaktion, die dann einsetzt, wenn beide Angstreaktionen – nämlich Flucht und Angriff – nicht funktionieren. Tiere stellen sich in solchen Situationen tot, der Mensch hingegen dissoziiert, wobei dies ganz ähnlich aussehen kann wie der tierische Totstellreflex. Typisch für diesen Subtyp ist das sog. Derealisations- und Depersonalisationserleben, wobei sich die Umgebung und man selbst irgendwie „unreal" anfühlen, wie im Traum oder künstlich. Dieser Zustand bringt die Person jedoch in eine gewisse Distanz zu dem schlimmen Ereignis, sodass die Erinnerung daran besser ausgehalten werden kann. Der dissoziative Stupor schließlich ist das analoge Reaktionsmuster zum Totstellreflex: Die Person ist wie erstarrt und reagiert auch nicht mehr auf Ansprache aus der Umwelt. Solche Ereignisse sind während des Traumas hilfreiche Schutzfaktoren. Allerdings können sie auch über das akute Trauma hinaus auftreten, immer dann, wenn der Betroffene daran erinnert wird. Im Alltag erweisen sich derartige Dissoziationen dann häufig als extrem hinderlich.

9.2 Entstehungsbedingungen

Das Trauma selbst stellt die notwendige Umweltbedingung für die Entstehung einer PTBS dar. Dazu kommt die übliche Kombination aus veranlagenden biologischen und psychologischen Faktoren. Aus biologischer Sicht wird zum einen von einer genetischen Disposition ausgegangen. Vermutlich sind es u. a. Gene, die den Botenstoff Serotonin im Gehirn beeinflussen und die Stressresistenz regulieren. Zudem wurde eine erhöhte

Aktivität im Emotionszentrum des Gehirns festgestellt, die mit dem inneren Wiedererleben traumatischer Inhalte in Verbindung steht. Bei Menschen, die dissoziieren, ist diese Hirnregion dagegen vermindert aktiv. Stattdessen wird eine Region aktiviert, die auch für Konzentration und Aufmerksamkeit zuständig ist. Vermutlich können sich Betroffene daher auch schlecht konzentrieren, da das Gehirn seine Ressourcen dafür benötigt, die Dissoziation aufrechtzuhalten. Diese Ressourcen fehlen dann, um sich beispielsweise auf eine Vorlesung oder ein Buch zu konzentrieren. Aber auch die Ausschüttung von Stresshormonen während des Traumas spielt vermutlich eine Rolle dabei, dass das traumatische Ereignis nicht angemessen im Gedächtnis gespeichert und somit auch nicht verarbeitet wird.

9.3 Epidemiologie und Verlauf

Jeder zweite Mensch erlebt im Laufe des Lebens ein Trauma, eine PTBS entwickelt sich jedoch nur bei einem Bruchteil der Betroffenen. Jeder 50. Europäer leidet einmal in seinem Leben daran. Die Häufigkeit der PTBS hängt jedoch stark von der Art des Traumas ab: Vergewaltigungsopfer entwickeln zu 55–80 % eine PTBS; nach Kriegseinsätzen liegt die Häufigkeit der PTBS bei ca. 35 %, nach Unfällen bei 8 % und nach Naturkatastrophen bei 5 %. Obwohl Männer häufiger ein Trauma erleben als Frauen, entwickeln Frauen doppelt so häufig eine PTBS. Auch die Dauer der Störung kann stark variieren. Bei den meisten Traumatisierten verschwindet die Symptomatik innerhalb weniger Wochen. Bei Frauen dauert eine PTBS durchschnittlich 48 Monate, bei Männern lediglich 12 Monate. Direkt vom Trauma Betroffene zeigen meist länger anhaltende Symptome als Zeugen eines traumatischen Ereignisses. Außerdem ist die Dauer der Störung mit dem Schweregrad der Traumatisierung assoziiert; so ist sie beispielsweise bei einer Vergewaltigung länger als bei einer Naturkatastrophe.

Ein wichtiger Faktor, mit der sich die Dauer beeinflussen lässt, ist die Psychotherapie. Kommen Traumaopfer nach der PTBS-Entwicklung zeitnah zur Therapie, ist ihnen in der Regel sehr gut zu helfen. Warten die Betroffenen dagegen noch Jahre ab – in der Hoffnung, dass der „Spuk" von alleine verschwindet –, ist die Therapie weniger erfolgreich. Dennoch muss erwähnt werden, dass bei einem Drittel der PTBS-Betroffenen die Symptomatik auch ohne Behandlung abklingt (sog. Spontanheilung).

9.4 Therapie und Prognose

Unmittelbar nach einem Trauma ist noch keine Behandlung angezeigt. Denn noch besteht eine hohe Wahrscheinlichkeit, dass sich überhaupt keine psychische Störung ausbildet. Häufig gelingt es dem Gehirn, das traumatische Ereignis in den ersten Wochen nach dem Trauma zu verarbeiten. Während dieser Phase ist es sinnvoll, sich keinem zusätzlichen Stress auszusetzen, sondern Dinge zu tun, die Freude bereiten, und zu entspannen. Es geht quasi darum, seinem eigenen Gehirn ein Setting zu bieten, in dem es möglichst effektiv die Verarbeitungsleistung angehen kann. Viele Betroffene verfallen beispielsweise in permanente Hektik, um sich abzulenken. Sie fürchten, dass sie, wenn sie zur Ruhe kommen, die aufkommenden Erinnerungen an das Ereignis nicht ertragen. Leider stört Ablenkung eine erfolgreiche Verarbeitung und ist daher zu unterlassen.

Darüber hinaus sollten Betroffene in dieser Phase wachsam sein („watchful waiting"), um bei ersten Anzeichen für eine PTBS die Therapie zu initiieren. Denn wenn dem Gehirn alleine die Verarbeitung nicht gelingt, kann ihm ein Traumatherapeut dabei helfen, das Ereignis nachträglich zu verarbeiten. Der Therapeut wird auf eine bestimmte Art und Weise mit dem Traumatisierten über das Ereignis sprechen. Ähnlich wie bei einer Schublade, in die zu viele Dinge hineingeworfen wurden und die daher nicht geschlossen werden kann, werden die traumatischen Erinnerungen noch einmal hervorgeholt, sortiert und geordnet. Und so, wie eine aufgeräumte Schublade wieder geschlossen werden kann, scheint dieses Vorgehen bei der Verarbeitung des Ereignisses zu helfen. Denn anschließend werden die Betroffenen zumeist nicht mehr ungewollt von quälenden Erinnerungen überflutet und können sich wieder der Gegenwart und der Zukunft widmen.

Es gibt mittlerweile eine kaum zu überschauende Menge an traumatherapeutischen Verfahren. Nicht alle davon sind jedoch wissenschaftlich erwiesen erfolgreich und sinnvoll. Zu empfehlen sind verhaltenstherapeutische Therapien (z. B. Prolonged Exposure, Cognitive Processing Therapy, Narrative Exposure Therapy, DBT-PTBS, Imaginative Rescripting und Reprocessing Therapy) und die tiefenpsychologische Traumatherapie (Psychodynamisch Imaginative Traumatherapie, PITT) sowie ein neueres Verfahren, die EMDR-Methode („Eye Movement Desensitization and Reprocessing"). Beim EMDR wird typischerweise mit Augenbewegungen gearbeitet, indem der Patient mit seinen Augen der „winkenden Hand" des Therapeuten folgt, während er an das Trauma denkt. Diese Methode scheint dem Gehirn effektiv bei der Verarbeitung zu helfen. Medikamentöse Unterstützung ist nur in besonders schweren Einzelfällen notwendig.

10

Dissoziative Störungen

Der gesunde Mensch erinnert sich an die Vergangenheit, hat ein Gefühl dafür, wer er war und wer er ist, kann Emotionen einordnen und seine Körperbewegungen kontrollieren. All diese scheinbaren Selbstverständlichkeiten werden bei Dissoziationen in Frage gestellt. Denn es ist dem menschlichen Organismus möglich, sie abzuspalten. Dann fehlt die Erinnerung an die eigene Vergangenheit oder das Gefühl für die eigene Identität: Man weiß nicht, wer man ist, und fühlt sich fremd im eigenen Körper. Dissoziationen treten vermutlich vor allem bei Menschen auf, die enorme innere Konflikte mit sich herumtragen oder in unlösbaren Schwierigkeiten sind. Auch Sinneswahrnehmungen können dissoziiert werden, dann wird man blind, taub, stumm, ohne dass körperlich etwas fehlt. Im Rahmen von dissoziativen Lähmungszuständen kann es sogar vorkommen, dass sich ein Mensch nicht mehr bewegen kann und folglich im Rollstuhl sitzen muss. Bei leichteren Formen der Dissoziation kann es sein, dass sich

A. Prölß et al., *Psychische StörungsBILDER*,
https://doi.org/10.1007/978-3-662-58288-6_10

die Person irgendwie fremd fühlt, wie betäubt, nicht richtig im Hier und Jetzt präsent. Oder alles fühlt sich an, als wäre es ganz weit weg. Stimmen klingen leiser, alles sieht verschwommen aus.

Dissoziation ist folglich ein Zustand, der uns vor unerträglichen inneren und äußeren Situationen schützt, indem wir mit unserer Wahrnehmung daraus entschwinden. Man unterscheidet zwischen gesunder und krankhafter Dissoziation.

Bei schweren Traumatisierungen kann Dissoziation auftreten, so dass das Ereignis nicht so bewusst wahrgenommen wird (siehe auch Abschn. 9.1, zum dissoziativen Subtyp der PTBS). Es gibt Kinder, die bei Konfrontation mit Gewalt das Gefühl haben, aus ihrem Körper zu gleiten und sich von oben zu sehen. Dabei fühlen sie keinen Schmerz mehr. Da Ereignisse im dissoziierten Zustand jedoch nicht adäquat im Gedächtnis gespeichert werden, werden sie nicht richtig verarbeitet, und in der Folgezeit steigt das Risiko für eine PTBS. Aus dem kurzfristigen Schutzfaktor wird langfristig ein Risikofaktor.

Es gibt auch sog. Alltagsdissoziationen, die viele Menschen kennen, beispielsweise das intensive Vor-sich-hin-Träumen. Hier schützt der Mechanismus möglicherweise in der Schule vor langweiligem Unterricht. Der Schüler ist dann innerlich ganz weit weg, bekommt vom Unterricht überhaupt nichts mehr mit. Erst wenn der Lehrer laut den Namen des Schülers ruft, stellt sich wieder eine Wahrnehmung für das Aktuelle, das Hier und Jetzt, ein. Diese Dissoziationen sind jedoch nicht als krankhafte Dissoziationen aufzufassen sind entsprechend auch nicht behandlungsbedürftig. Nicht zu verwechseln ist das Phänomen allerdings mit dem durchaus zu therapierenden Aufmerksamkeitsdefizit-/Hyperaktivitätsstörung (ADHS) (Kap. 18).

Die folgenden Ausführungen beziehen sich auf die dissoziative Identitätsstörung (DIS), die schwerste Störung aus der Gruppe der Dissoziationen.

10.1 Symptomatik

Die dissoziative Identitätsstörung (DIS) äußert sich, indem umfassende Bereiche des eigenen Wahrnehmens, Erinnerns und Handelns „wie von einer anderen Person" erlebt werden. Menschen mit DIS verhalten und/oder erleben sich so, als gäbe es mehrere verschiedene Personen in ihnen (Abb. 10.1). Leidensdruck entsteht, da die einzelnen abgespaltenen Anteile der Person teilweise kein Bewusstsein füreinander haben. Das bedeutet, dass die Hauptperson bzw. die eigentliche, „normale" Person für diejenigen Zeiten Erinnerungslücken hat, in denen ein dissoziierter innerer Anteil aktiv ist und den Körper steuert. Teilweise verhalten sich die dissoziierten Anteile ganz anders, als es für die eigentliche Person üblich wäre. So gibt es die Geschichte einer Frau, die eigentlich sexuell zurückhaltend und höchst moralisch lebt und denkt. Einer ihrer dissoziativen Anteile dagegen lebt sexuell äußerst freizügig. So kommt es immer wieder vor, dass die moralische Frau öfters morgens im Bett eines fremden Mannes aufwacht und keinerlei Erinnerungen daran hat, wie sie dorthin gekommen ist. Abgesehen davon, dass dies auch für den jeweiligen Mann relativ befremdlich sein muss, löst es bei der Betroffenen einen enormen Leidensdruck aus. Schamgefühle und Angst vor sexuell übertragbaren Krankheiten sind vermutlich nur Anteile dessen, was in einem solchen Menschen vorgehen muss. Wenn biografische Erlebnisse aus dissoziativen Gründen der bewussten Erinnerung nicht zugänglich sind, wird übrigens von dissoziativer Amnesie gesprochen (Abb. 10.2).

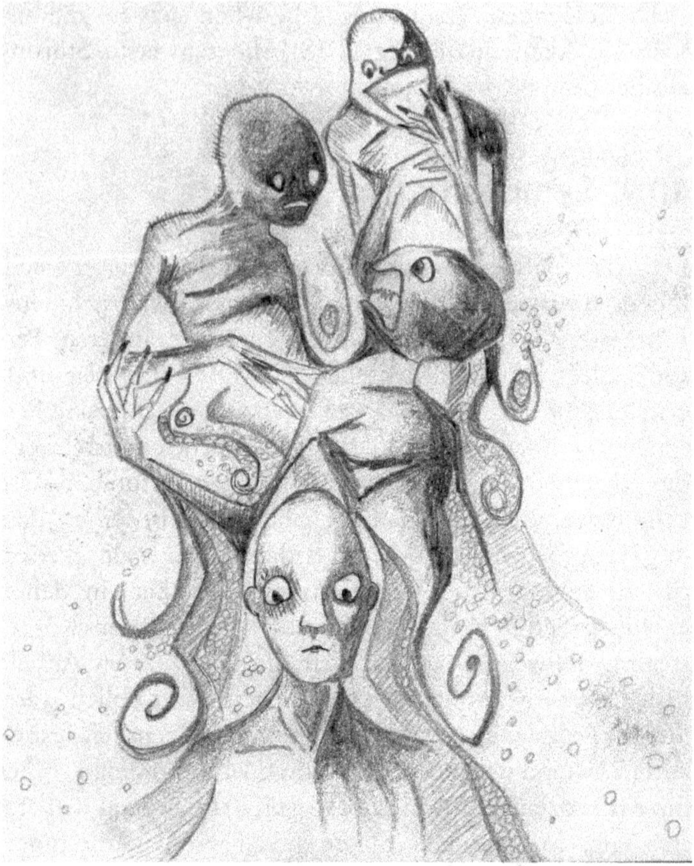

Abb. 10.1 Dissoziative Identitätsstörung. (Adaptiert nach Shawn Coss, mit freundlicher Genehmigung)

Dieses Phänomen tritt auch häufig nach traumatischen Ereignissen auf. Das Gehirn versucht dabei, die betroffene Person vor unerträglichen Erinnerungen zu schützen, was langfristig allerdings problematisch ist. Denn nur aktive Erinnerungen können adäquat verarbeitet werden.

Charakteristischerweise findet man die folgende psychische Konfiguration der Persönlichkeitsanteile: Neben

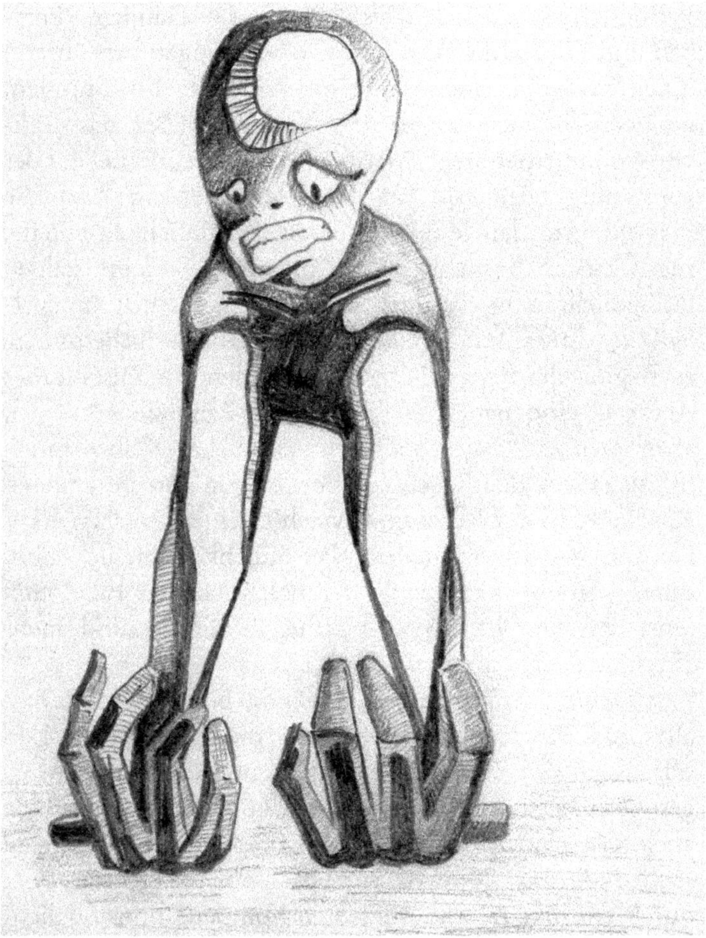

Abb. 10.2 Dissoziative Amnesie. (Adaptiert nach Shawn Coss, mit freundlicher Genehmigung)

sozial (mehr oder weniger gut) angepassten, im Alltag funktionierenden und traumatische Erinnerungen vermeidenden „anscheinend normalen Persönlichkeitsanteilen" (ANPs) existieren andere, häufig traumatische Affekte und Erinnerungen in sich tragende „emotionale

Persönlichkeitsanteile“ (EPs), die in das Handeln, Denken und Fühlen der ANPs mehr oder weniger fortwährend hineinwirken können oder für Minuten bis Stunden, gelegentlich auch länger, die Kontrolle über das Individuum übernehmen. Meist besteht eine partielle oder vollständige Amnesie für das Vorhandensein bzw. die Handlungen der jeweils anderen Persönlichkeitsanteile. Der Grad an Bewusstsein für „die anderen“ kann jedoch individuell unterschiedlich sein und sich auch im Verlauf der Erkrankung verändern. Es kann – insbesondere zu Beginn der Behandlung und vor allem im Zustand der ANPs – eine nahezu vollkommene Amnesie vorliegen, aber auch ein vages oder traumähnliches Wahrnehmen bis zu einem deutlichen Co-Bewusstsein für die anderen Zustände. In der Regel finden sich in einem solchen Individuum 8–10 verschiedene Persönlichkeitsanteile, allerdings werden in ca. 20 % der beschriebenen Fälle auch sehr viel komplexere Aufspaltungen mit 20 und mehr „Personen“ gefunden.

Einzelne Symptome treten häufig bereits im Kindesalter auf, doch manifestiert sich die vollständige DIS oftmals erst im Erwachsenenalter, wenn die eigene Lebensgestaltung ansteht. Viele Betroffene können die Symptome auch später noch lange Zeit kompensieren und erkranken schließlich im Rahmen von persönlichen Krisen oder durch sonstige Erschöpfung der Kompensationsmöglichkeiten.

10.2 Entstehungsbedingungen

Die DIS wird als schwerste Erkrankung im Spektrum der dissoziativen Störungen und als komplexes posttraumatisches Störungsbild betrachtet. Geprägt wird es durch überwältigende traumatische Erfahrungen in einem bestimmten Entwicklungsfenster während der Kindheit (in den ersten 3–5 Lebensjahren), häufig in Form von schwerer Vernachlässigung sowie emotionaler, körperlicher und/oder sexueller Misshandlung. Indem in einer schrecklichen Situation ein kompletter sog. Selbstanteil abgespalten wird, der die traumatische Situation in sich trägt und die Erinnerungen quasi konserviert, bleibt die normale Hauptperson geschützt und kann so ihre Funktionsfähigkeit im Alltag eine Zeit lang aufrecht erhalten. Darüber hinaus gibt es diverse Risikofaktoren, die für Dissoziationen anfällig machen. Dazu zählen eine genetische Veranlagung, hohe Phantasieneigung, hohe Beeinflussbarkeit sowie eine geringe Fähigkeit zur Wahrnehmung von Gefühlen.

10.3 Epidemiologie und Verlauf

Die DIS tritt kulturübergreifend und regelhaft auf, wird häufig jedoch übersehen oder falsch diagnostiziert, weil die Betroffenen ihre Symptomatik nicht direkt zeigen. Untersuchungen gehen von einer Häufigkeit von 0,5–1 % in der Gesamtbevölkerung und von bis zu 5 % bei stationären psychiatrischen Patienten aus. Die Studien wurden in Ländern mit unterschiedlichen Kulturen durchgeführt (USA, Kanada, Niederlande, Schweiz, Norwegen, Deutschland, Türkei). Frauen sind mit einem Verhältnis von 9:1 sehr viel häufiger betroffen als Männer. Der Verlauf der DIS ist meist chronisch. Es kann sogar zu einer Zunahme von Abspaltungen kommen. Denn wenn dieser Prozess schon in der Kindheit stattgefunden hat, dann besteht er fortan als Möglichkeit, auf Stress zu reagieren. Wenn beispielsweise eine Therapiesitzung zu belastend für eine Patientin ist, kann sie einen Anteil ihres Selbst abspalten, der fortan für Therapiegänge zuständig ist. Damit ist auch das Problem verbunden, dass die Betroffenen nicht lernen, mit Stress umzugehen. Es ist wie eine spezielle Art der Flucht – als würde das Unterbewusste zur Patientin sagen: „Wenn es zu sehr belastet, dann will ich damit nichts zu tun haben und erzeuge einen Anteil, der das für mich regelt und die Erinnerung für mich aushält". Da sich die verschiedenen Anteile jedoch denselben Körper teilen, ist der sog. normale Anteil letztendlich nicht gesund. In der Regel leidet die Person unter diversen weiteren psychischen Störungen wie Depressionen, Ängsten oder Essstörungen.

10.4 Therapie und Prognose

Für dissoziative Symptomatik gibt es spezielle Formen der Psychotherapie. Diese haben zum Ziel, dass die Betroffenen zunächst lernen, ihre Dissoziationen besser wahrzunehmen und wieder die Kontrolle über den eigenen Körper zu erlangen. Ebenso wird an der Verarbeitung der traumatischen Erlebnisse gearbeitet. Hinsichtlich der abgespaltenen Anteile einer DIS wird das Therapieziel, diese wieder vollständig zu integrieren, meistens nicht erreicht. Es ist aber schon viel gewonnen, wenn Betroffene es schaffen, zumindest ein Bewusstsein für ihr Innenleben zu entwickeln und dafür zu sorgen, dass alle „Innenbewohner" gut zusammen funktionieren. Für leichtere Formen der Dissoziation kann auch ein Medikament gegeben werden, welches eigentlich in der Suchttherapie verschrieben wird, das – wie sich zufällig herausstellte – aber gleichzeitig auch Dissoziationen lindern kann. Dieses Vorgehen ist jedoch nur in Kombination mit einer Psychotherapie sinnvoll, denn sofern die medikamentöse Therapie anschlägt, resultiert dies im Wegfall des Dissoziationsmechanismus – was einerseits zwar gewünscht ist, andererseits aber auch bedeutet, dass sich die Betroffenen plötzlich mit den belastenden Inhalten der zuvor dissoziierten Erinnerung auseinandersetzen müssen. Die Psychotherapie hilft Betroffenen dann dabei, die Erinnerungen auszuhalten und auf adäquate Weise zu verarbeiten.

11

Somatoforme Störung oder somatische Belastungsstörung

11.1 Symptomatik

Ein Drittel aller körperlichen Beschwerden, wegen derer Menschen zum Hausarzt gehen, bleibt medizinisch unerklärt. Der Arzt findet keine Ursache, welche die Symptomatik erklären könnte. Viele dieser unerklärten Phänomene werden dann als „somatoform" bezeichnet. Damit wird eine Gruppe von Störungsbildern zusammengefasst, deren gemeinsames Merkmal anhaltende Körperbeschwerden sind, die Leidensdruck erzeugen und die die Lebensführung stark beeinträchtigen (Abb. 11.1). Oft wird auch die Bezeichnung „Somatisierungsstörung" oder „funktionelle Störung" verwendet. Kritisiert wird an dieser Diagnose, dass ihre Kriterien negativ formuliert sind. Das bedeutet, dass die körperliche Untersuchung keine Ursache findet. Wird doch ein körperlicher Befund identifiziert, erklärt er das Ausmaß der Symptomatik nicht hinreichend. Darüber hinaus trägt die Aussage von Ärzten

A. Prölß et al., *Psychische StörungsBILDER*,
https://doi.org/10.1007/978-3-662-58288-6_11

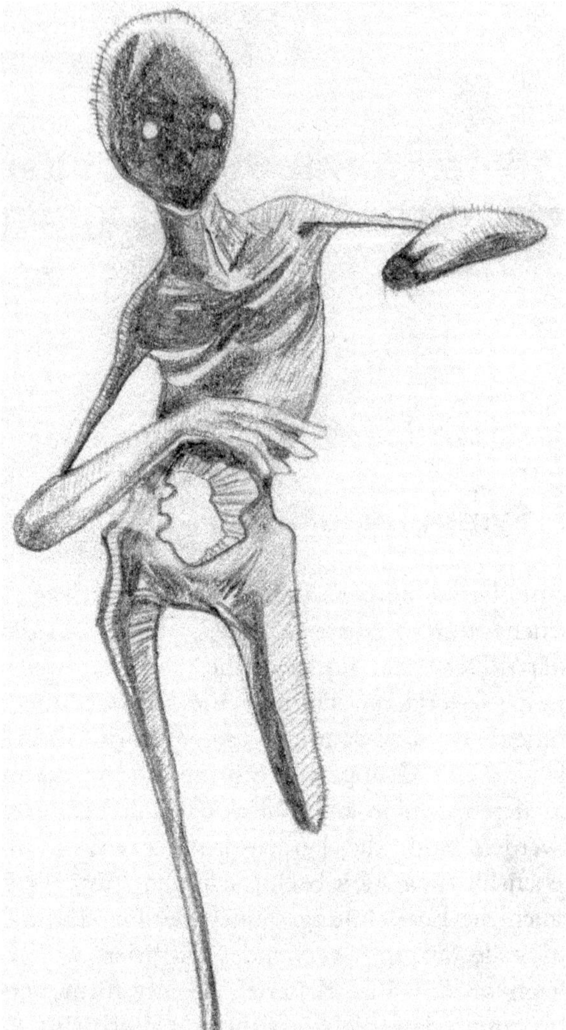

Abb. 11.1 Somatoforme Störung. (Adaptiert nach Shawn Coss, mit freundlicher Genehmigung)

„Wir finden hier nichts" nicht dazu bei, dass Patienten Vertrauen zu ihrem Behandler fassen. Die Fokussierung bei der Diagnostik auf das Körperliche erschwert schließlich, dass Betroffene ein psychologisches Erklärungsmodell für ihre Beschwerden akzeptieren. Seit Neuestem wird daher auf Begriffe wie „somatoform" oder „Somatisierung" möglichst verzichtet und die Bezeichnung „Somatische Belastungsstörung" („somatic stress disorder") verwendet.

Die Gruppe der somatoformen Störungen bzw. der somatischen Belastungsstörung umfasst Schmerzen in verschiedenen Regionen des Körpers, häufig Rücken-, Kopf- oder Bauchschmerzen. Häufig werden auch ein Schwindelgefühl berichtet, Verdauungsbeschwerden sowie Herz- und Atembeschwerden.

Wichtig ist dabei zu wissen, dass die allermeisten Menschen mitunter irgendwelche unklaren körperlichen Symptome erleben. Das ist nicht krankhaft und auch nicht Besorgnis erregend. Erst wenn die Beschwerden für längere Zeit (mindestens 6 Monate) anhalten und zu erheblichem Leid führen, sollte von einer somatoformen Störung oder einer somatischen Belastungsstörung gesprochen werden.

Schmerz ist auch nur dann als somatoform zu bezeichnen, wenn er nicht auf eine Verletzung hindeutet. Der Hinweis auf eine Verletzung ist eine überlebenswichtige Funktion von Schmerzen. Betroffene belasten dann die schmerzende Region nicht mehr, was eine sinnvolle Schonfunktion darstellt, und suchen medizinische Hilfe. Werden allerdings keine organischen Ursachen gefunden oder reichen die Ursachen nicht aus, um die Intensität der Symptome zu erklären, dann hat der Schmerz seine Warn- oder Hinweisfunktion verloren. Beispielsweise kann nach einer Rückenverletzung, die starke Schmerzen erzeugt hatte und erfolgreich operiert wurde, ein gewisses Schmerzempfinden zurückgeblieben sein.

Für diese verbleibenden Schmerzen findet nun kein Arzt mehr eine angemessene Ursache. Mit anderen Worten: Der Schmerz hat nun keine Warnfunktion mehr wie noch zuvor, als er eine Verletzung am Rücken signalisiert hatte.

Die Frage der Hinweisfunktion auf eine Verletzung differenziert also zwischen sinnvollem Schmerz und pathologischem Schmerz. Nervenärzte gehen davon aus, dass sich Schmerzen verselbstständigen können. Denn Schmerz entsteht im Gehirn. Der Ort der Verletzung, z. B. der Rücken, leitet den Schmerz über das Rückenmark hoch zum Gehirn. Dort entsteht dann die Empfindung, auch wenn der Betroffene den Schmerz nicht im Kopf, sondern am Rücken spürt. Wurde diese Schmerzbahn vom Rücken hoch ins Gehirn über einen langen Zeitraum aktiviert, entwickelt sie eine Eigendynamik. Sie kann dann immer noch Schmerzen suggerieren, auch wenn die Ursache längt nicht mehr existiert. Häufig ist es also lediglich die Aktivierung des Schmerzzentrums im Gehirn, die den angeblichen Rückenschmerz erzeugt. Aus diesem Grund ist es wichtig, Schmerzen frühzeitig und effektiv mit Medikamenten zu lindern, damit es nicht zu dieser Verselbstständigung kommt.

Für Betroffene ist es sehr schwierig, sich vorzustellen, dass beispielsweise am Bauch gar nichts ist, obwohl er so weh tut. Schwierig wird es insbesondere dann, wenn sich Betroffene mit pathologischem Schmerz so verhalten, als wäre der Schmerz eine wichtige Warnung vor einer Verletzung. Dann begeben sie sich nämlich in eine Schonhaltung: Sie beanspruchen die betroffene Stelle nicht mehr, treiben keinen Sport mehr und verhalten sich schlicht so, als wären sie körperlich krank. Durch diese Schonhaltung kommt es jedoch zu einer veränderten Belastung des Körpers, Muskeln bauen sich ab, und sekundär kann auf diese Weise der Schmerz sogar stärker werden. Die Schonhaltung, die vielen sinnlosen

Arztbesuche und ein intensiver Konsum von suchterzeugenden Schmerzmitteln gelten als Hauptprobleme bei somatoformen Störungen. Zudem richten Betroffene im Verlauf der Erkrankung ihre Aufmerksamkeit immer mehr auf die schmerzende Region (sog. „checking behavior"). Je mehr man jedoch darauf achtet, desto mehr wird der Schmerz wahrgenommen. Zusammenfassend trägt das typische Verhalten somatoformer Patienten erheblich dazu bei, dass der Schmerz nicht nur nicht verschwindet, sondern immer stärker erlebt wird.

Neben den Ressourcen unseres Gesundheitssystems werden die Betroffenen selbst, ihr soziales Miteinander, ihre berufliche Tätigkeiten und insbesondere ihre Freizeitgestaltung erheblich belastet.

11.2 Entstehungsbedingungen

Wie immer, wenn die Entstehungsbedingungen nicht vollständig erklärt werden können, wird ein komplexes Zusammenspiel verschiedener Faktoren angenommen. Dies gilt auch für die somatoformen Störungen. Biologische und genetische Faktoren scheinen von Bedeutung zu sein. Weitere Risikofaktoren sind eigene frühe Erfahrungen mit körperlichen Krankheiten oder entsprechende Beobachtungen in der Familie. Wie bei nahezu allen psychischen Störungen sind auch bei somatoformen Patienten oft frühe Belastungsfaktoren und Traumatisierungen zu finden. Darüber hinaus sind chronische körperliche Erkrankungen bedeutsam, akute Belastungen (Trennungserfahrungen, berufliche Probleme, Mobbingerfahrungen etc.), fehlende soziale Bindungen, übertriebene Sorgen bei Körperbeschwerden sowie erhebliche Veränderungen der Lebenssituation, z. B. berufliche Veränderung, Umzug und Migration. Daher sind bei

Flüchtlingen somatoforme Beschwerden überzufällig häufig zu identifizieren.

Die Suche nach der *einen* Ursache, die Betroffene immer wieder zu neuen Arztbesuchen treibt, ist bei diesem Störungsbild nicht zielführend. Multiple Belastungsfaktoren und komplexe Interaktionen zwischen den einzelnen Faktoren werden dagegen angenommen. Von besonderer Relevanz ist die Interaktion von Körper und Seele bei der Entstehung und Aufrechterhaltung dieses Störungsbilds. Körperlichen Phänomenen wird eine übermäßig große Bedeutung beigemessen und die Aufmerksamkeit ist stark auf den Körper fokussiert. Das führt dann zu einer verstärkten Wahrnehmung körperlicher Signale, sodass ein Teufelskreis aus Wahrnehmungsprozessen und der Beimessung von Bedeutung resultiert.

11.3 Epidemiologie und Verlauf

Somatoforme Störungen sind ausgesprochen häufig. Neben Depressionen und Angststörungen sind sie die häufigsten psychischen Störungen. Etwa 12 % der Allgemeinbevölkerung leiden mindestens einmal im Leben daran. Von stationär behandelten Patienten in einem Allgemeinkrankenhaus sind etwa 17–30 % betroffen, in einer neurologischen Abteilung etwa ein Drittel der Patienten. Die Störung beginnt meist in der Jugend oder im frühen Erwachsenenalter. Am häufigsten treten eine anhaltende Schmerzsymptomatik (insbesondere Rücken- oder Kopfschmerzen) oder multiple körperliche Beschwerden auf. Frauen sind häufiger betroffen als Männer. Von großer Bedeutung ist zudem, dass jeder zweite Betroffene im Laufe der Erkrankung zusätzlich eine Depression entwickelt. Auch Suchterkrankungen treten häufig zusätzlich auf, oft aufgrund des dauernden Konsums von opiathaltigen Schmerzmitteln. Eine teils unbedachte Verschreibungspolitik mancher Hausärzte bezüglich solcher Medikamente hat einen nicht unerheblichen Anteil daran.

Somatoforme Störungen verlaufen normalerweise chronisch, wenn sie nicht behandelt werden. Denn insbesondere der problematische Umgang der Betroffenen mit ihrer Symptomatik (Schonverhalten etc.) trägt dazu bei, dass sich die Störung nicht zurückentwickelt, sondern sogar stärker wird.

11.4 Therapie und Prognose

Psychotherapie ist die Therapie der ersten Wahl bei somatoformen Störungen, und die Chancen auf Behandlungserfolg sind recht gut. Entscheidend ist, dass es den Betroffenen gelingt, den Beitrag ihres eigenen Verhaltens zur Aufrechterhaltung der Störung zu akzeptieren. Und dann müssen sie sich, was zugegebenermaßen schwierig ist, entgegengesetzt zu den Signalen ihres Körpers verhalten – sich trotz Schmerzen also nicht schonen, sondern umgekehrt sogar leicht beanspruchen. Bemerken die Betroffenen dann, dass sich erste Erfolge einstellen und dass sie selbst zu diesen Erfolgen beitragen können, kann die Therapie fast zum Selbstläufer werden. Besonders wichtig und häufig leider sehr schwierig für Betroffene ist es, ihr stark körperlich orientiertes Krankheitsverständnis um psychologische Faktoren zu erweitern. Zu akzeptieren, dass psychologische Faktoren eine wesentliche Rolle bei der Aufrechterhaltung der körperlichen Symptomatik spielen, ist eine wesentliche Bedingung für den Erfolg der Therapie.

Von Mitmenschen wird Betroffenen mit somatoformer Störung bzw. somatischer Belastungsstörung häufig Skepsis entgegengebracht. Ihnen wird unterstellt, sich das alles nur einzubilden oder vorzutäuschen. Oder die Betroffenen werden von Mitmenschen, wie bei körperlichen Erkrankungen üblich, geschont und in einer Krankenrolle gehalten. Beides ist ungünstig. Die Symptomatik sollte als Krankheit zwar ernst genommen werden. Betroffene sollten jedoch dazu aktiviert werden, sich zu bewegen und am Leben teilzunehmen. Bereits dies kann die Symptomatik reduzieren, indem die Aufmerksamkeit weg vom eigenen Körper gelenkt wird. Übermäßige Belastung ist auf der anderen Seite jedoch auch günstig. Von daher gilt es zu lernen, ein ausgeglichenes Verhältnis zwischen Belastung und Entspannung zu leben.

Hinsichtlich einer Pharmakotherapie gilt es in erster Linie, die Patienten bereits vor einer somatoformen Entwicklung schmerzfrei zu therapieren, damit sich der auf eine Krankheit hinweisende Schmerz nicht verselbstständigt. Liegt eine somatoforme Schmerzstörung vor, lässt sich durch Gabe bestimmter älterer sog. trizyklischer Antidepressiva in niedriger Dosierung oft eine Verbesserung der Schmerzen erzielen. Möglicherweise haben auch neuere Antidepressiva oder einige Medikamente, die zur Epilepsiebehandlung eingesetzt werden, eine schmerzlindernde Wirkung.

12

Essstörungen

Neben den beiden klassischen Essstörungen Anorexia nervosa und Bulimia nervosa werden im neuen amerikanischen Diagnosesystem für psychische Störungen (DSM-5) zusätzlich jeweils atypische Varianten definiert, bei denen nicht alle Kriterien der sog. typischen Störungen zutreffen. Neu eingeführt wurde die Binge-Eating-Störung, bei der Essattacken ohne nachträgliches Erbrechen oder sonstige Kompensationsmechanismen wie intensiven Sport vorkommen. Eine etwas speziellere Essstörung ist definiert durch sog. nächtliche Heißhungerattacken. Betroffene haben einen sehr leichten Schlaf, wachen häufig auf und haben dann den Drang, den Kühlschrank zu plündern. Wenn sie einmal mit dem Essen begonnen haben, können sie nicht mehr damit aufhören, sodass sehr große Mengen verschlungen werden. Von nächtlichen Heißhungerattacken, die den Essstörungen zugeordnet werden, ist die sog. „schlafbezogene Essstörung" abzugrenzen (Exkurs).

A. Prölß et al., *Psychische StörungsBILDER*,
https://doi.org/10.1007/978-3-662-58288-6_12

Diese ist eine Variante des Schlafwandelns und wird somit den Schlafstörungen zugeordnet.

Schlafbezogene Essstörung

Betroffene sind nur teilweise aus dem Schlaf erwacht, während sie zum Kühlschrank gehen und mit dem Essen beginnen. Oft wird sehr kalorienreiches Essen verspeist, welches von den Betroffenen im Wachzustand häufig kategorisch abgelehnt wird. Das kann regelrecht skurrile Züge annehmen, da Betroffene mitunter selbst vor Hundefutter nicht zurückschrecken. Die Betroffenen sind während des Essens nur schwer zu erwecken und haben nach der Episode keine Erinnerung daran. Am folgenden Morgen wundern sich dann die Familie und der Hund, wenn das Frühstück verschwunden ist.

Diejenigen Essstörungen, die im psychotherapeutischen Setting die größte Bedeutung haben, sind jedoch nach wie vor die Anorexia nervosa und die Bulimia nervosa. Daher werden diese beiden Varianten nachfolgend vertieft dargestellt.

12.1 Anorexia nervosa (Magersucht)

12.1.1 Symptomatik

Anorexia ist die medizinische Bezeichnung für Appetitlosigkeit, nervosa bedeutet, dass es sich um eine psychisch bedingte Störung handelt. Allerdings ist bereits der Begriff unglücklich gewählt. Denn die Betroffenen, vornehmlich junge Frauen, haben sehr wohl Hunger, kontrollieren diesen jedoch, was sie mit erheblichem Stolz erfüllt. Erst im späteren Verlauf der Erkrankung lassen irgendwann die gesunden Körpersignale für Hunger und Sättigung nach. Bei der Anorexia nervosa (AN) (Abb. 12.1) wird durch

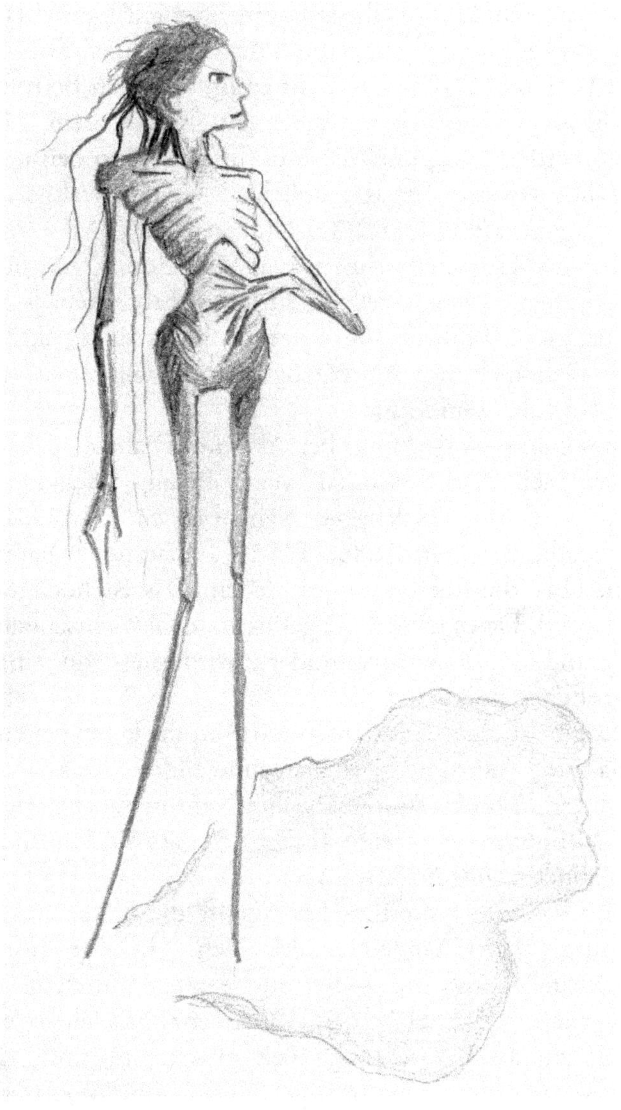

Abb. 12.1 Anorexie. (Adaptiert nach Shawn Coss, mit freundlicher Genehmigung)

eine eingeschränkte Nahrungsaufnahme ein Gewichtsverlust erzeugt, der nicht selten mit dem Tod endet. Selbst bei bereits extremem Untergewicht empfinden sich Betroffene noch als zu dick bzw. haben Angst vor dem Dicksein/-werden. Diagnosekriterium für die AN in den neuen Diagnosesystemen ist das übliche Maß der Weltgesundheitsorganisation (WHO) für Untergewicht (BMI < 18,5), wobei der Gewichtsverlust durch Vermeidung von hochkalorischen Speisen, selbstinduziertes Erbrechen, selbstinduziertes Abführen, übertriebene körperliche Aktivität oder Gebrauch von Appetitzüglern oder Diuretika selbst herbeigeführt sein muss.

Besondere Vorsicht ist bei AN mit Diabetes geboten, wenn nach dem Essen zu wenig Insulin nachgespritzt wird. Dadurch werden die Nährstoffe nicht vom Körper aufgenommen, sondern wie Giftstoffe behandelt, d. h. über die Nieren ausgeschieden. Das ist hochgradig ungesund. Da es jedoch die gefürchtete Gewichtszunahme aufgrund des Essens verhindert, wird dies von einigen Betroffenen praktiziert.

Es gibt aber auch Patienten mit AN, die keine der zuvor genannten aktiven gewichtsregulierenden Maßnahmen einsetzen, sondern stattdessen ihre Nahrungsaufnahme auf ein Minimum reduzieren (fasten), sodass sie kontinuierlich abnehmen (restriktive AN).

Ein weiteres Kriterium für AN ist die Körperschemastörung. Dabei handelt es sich nicht um eine Störung des visuellen Systems – Betroffene sehen durchaus das, was auch realistisch da ist. Vielmehr handelt es sich dabei um die Befürchtung, dick zu sein, im Sinne einer tief verwurzelten überwertigen Idee. Eine überwertige Idee wiederum ist eine Vorstufe von Wahn, bei dem Betroffene entgegen aller Beweise nicht von einer irrigen Überzeugung ablassen. Bei einer überwertigen Idee sind Betroffene noch nicht ganz unkorrigierbar im Wahn entrückt, sie sind aber dennoch nur ganz schwer zugänglich für Gegenargumente. Aufgrund dieser tiefen Angst vor ihrem Körper betrachten Betroffene sich nicht ganzheitlich, sondern nur äußerst selektiv (Problemzonen mit einem zugekniffenen Auge) im Spiegel. Was sie dann „sehen“, ist eine Mischung aus dem Spiegelbild und ihrer eigenen Angst. Ab einem bestimmten Gewichtsverlust kommt es schließlich zu hormonellen Veränderungen. Der Körper schaltet in den Sparmodus um, was die pubertäre Entwicklung hemmt, das Wachstum reduziert u. v. m.

Darüber hinaus haben AN-Erfahrene in der Regel starke Selbstwert- oder Identitätsprobleme. Sie definieren sich im Wesentlichen über ihr Gewicht. Wenn die Waage morgens weniger anzeigt als am Vortag, steigt die Laune, und sie sind stolz. Zeigt die Waage mehr an, entstehen Angst und Unsicherheit bis hin zum Selbsthass. Der Themenhorizont wird zudem minimiert. Alles dreht sich um die Themen Essen und Gewicht bzw. um die Frage, wie man auf Essen verzichten kann, um Gewicht zu verlieren. Betroffene wiegen sich oft mehrmals täglich oder kontrollieren den Umfang ihres Bauches, der Beine oder anderer Körperteile. Es können Rituale wie das Zerteilen der Nahrung in kleinste Stückchen, langes Kauen oder Horten von Lebensmitteln beobachtet werden. Viele Betroffene treiben sich auch gerne im Supermarkt herum und betrachten Nährwerttabellen. Sie kaufen gerne ein und kochen sogar gerne. Allerdings bekochen sie dann Freunde oder die Familie, um beim Essen abstinent daneben zu sitzen. Da Essen als Schwäche und Hungern als Stärke betrachtet wird, sind derartige Situationen „Nahrung“ für ihr desolates Selbstwertgefühl. Denn so heben sich die Betroffenen von den anderen ab. Im Verlauf der Erkrankung vermeiden Betroffene es jedoch immer häufiger, mit anderen zu essen, und ziehen sich aus Beziehungen zurück. Was viele Betroffene mitunter bis in den Tod treibt, kann aber auch zur rettenden Ressource werden: ihr enormer Perfektionismus und ihre Disziplin. Jeder, der einmal eine Diät gemacht hat, weiß, wie schwer es ist, abzunehmen. Und wie viel Kraft und Disziplin braucht es wohl, um aus eigenem Antrieb nahezu zu verhungern? Wenn es im Rahmen einer Therapie jedoch gelingt, diese destruktive Energie und Disziplin der Betroffenen konstruktiv umzupolen, d. h. darauf zu konzentrieren, wieder gesund zu werden, dann kann es gelingen, die AN zu bewältigen. Ehemalige AN-Erkrankte konzentrieren sich im weiteren Leben beispielsweise nicht selten auf ihren Beruf und sind aufgrund ihrer Disziplin und ihres Ehrgeizes dann häufig sehr erfolgreich.

Die AN ist auch deshalb sehr interessant, weil sie diagnostisch „zwischen den Stühlen" oder ein wenig „auf allen Stühlen" sitzt. Häufig wirkt sie von einer Psychose nicht weit entfernt, wenn Patientinnen entgegen jeder Logik an der Überzeugung festhalten, dick zu sein. Dieses präpsychotische Phänomen wird als „überwertige Idee" bezeichnet. Die Symptomatik könnte aber auch der Dynamik einer Sucht folgen (daher auch der Begriff „Magersucht"). Doch das hochgradig kontrollierte und überhaupt nicht impulsive Wesen vieler Betroffener passt nur bedingt zur Sucht. Häufig erinnert es eher an eine Zwangsstörung. Denn der Gedanke, dick zu sein, könnte durchaus als Zwangsgedanke aufgefasst werden, wenn AN-Erfahrene nicht so absolut im Reinen wären mit diesem Gedanken, d. h. manchmal selbst daran zweifeln, ob dem wirklich so ist. Zwangspatienten erleben ihre Zwangsgedanken meist als fremdartig, unpassend und distanzieren sich davon. Und zuletzt ähnelt die Symptomatik auch einer Angststörung, und Angst als Emotion im Kontext potenzieller Gewichtszunahme ist schließlich das zentrale Symptom einer AN.

12.1.2 Entstehungsbedingungen

Zwillings- und Familienstudien konnten zeigen, dass genetische Faktoren bis zu 50 % der Entwicklung der AN erklären. Große aktuelle Genstudien zeigen zudem genetische Zusammenhänge zwischen der AN und diversen den Metabolismus beeinflussenden Markern wie Insulin, Glukose- und Lipid-Stoffwechsel. Daher wird neuerdings diskutiert, ob es sich bei der AN sowohl um eine psychiatrische Erkrankung als auch um eine Erkrankung des metabolischen Stoffwechsels handelt.

Darüber hinaus werden bestimmte Botenstoffe des Gehirns mit der AN in Verbindung gebracht (z. B. Serotonin, Dopamin, Noradrenalin und körpereigene Opiate). Dabei ist jedoch nicht klar, ob es sich bei den identifizierten Veränderungen dieser Botenstoffe um Voraussetzungen im Sinne von Risikofaktoren für die Erkrankung handelt oder ob sie nachträglich als deren Folgen auftreten. Gleiches gilt für Veränderungen wichtiger Darmbakterien (sog. Darm-Mikrobiom).

Eine ebenso wichtige Rolle bei der Entwicklung einer AN spielen psychologische Faktoren wie ein niedriges Selbstwertgefühl, hoher Perfektionismus und hohes Leistungsstreben. Schließlich wurden typische Familienstrukturen festgestellt, in denen Betroffene häufig aufwachsen. Das können überbehütende Familien sein, die wenig Freiraum für eine selbstständige Entwicklung lassen, Familien, in denen Konflikte nicht angesprochen werden, sowie übergriffige Familien, in denen nur wenig Privatsphäre gelebt werden kann. Die AN kann hier als ein Versuch verstanden werden, aus dem Familiensystem auszubrechen oder seine Eigenständigkeit darzustellen. Wenn die Familien gewalttätig oder sexuell übergriffig sind, kann die AN ein stiller Hilfeschrei sein, der aufgrund des dramatischen Aussehens des Körpers der Betroffene jedoch sehr eindeutig zeigt, dass etwas nicht stimmt.

12.1.3 Epidemiologie und Verlauf

Anorexie-Erfahrene sind meist intelligente und gebildete junge Frauen. Sie entstammen oft der gesellschaftlichen Oberschicht und sind aufgrund von Charaktereigenschaften wie Ehrgeiz und Perfektionismus beruflich häufig sehr erfolgreich. Von 10 AN-Erfahrenen sind neun weiblich. Allerdings wird bezüglich männlicher Betroffener diskutiert, ob teilweise bestimmte Verhaltensweisen von Personen, die ihre Muskeln in Fitnessstudios aufbauen, eine Art männliches Gegenüber darstellen. Denn eine Subgruppe ambitionierter Bodybuilder weist eine ähnlich radikale Fixierung auf den Körper auf, hier im Sinne des Muskelaufbaus, und ähnlich rigide Denkmuster und Verhaltensweisen wie das Zählen von Kalorien im Rahmen strikter Ernährungspläne. Sie präsentieren oft eine verzerrte Körperwahrnehmung, sodass der erzielte Muskelaufbau nie ausreichend scheint. Das Gefühl dominiert, immer noch weiter Muskeln aufbauen zu müssen. Einzig das Kriterium des Untergewichts ist bei diesen Bodybuildern in der Regel nicht erfüllt. Mittlerweile gibt es Therapeuten, die sich speziell auf diese Gruppe männlicher Patienten spezialisiert hat.

Etwa 0,9 % der weiblichen Allgemeinbevölkerung entwickeln in ihrem Leben eine AN. Sie beginnt in der Regel kurz vor, während oder kurz nach der Pubertät. Dabei scheint sich der Erkrankungsbeginn in noch jüngere Altersklassen zu verschieben. Bei jugendlichen Mädchen stellt die AN die dritthäufigste chronische Erkrankung nach Übergewicht und Asthma dar. Bei etwa der Hälfte der Betroffenen heilt die Erkrankung aus. Zwischen 5 und 20 % versterben. Die AN ist damit die tödlichste psychische Störung überhaupt. Jeder fünfte Todesfall bei einer AN erfolgt durch Suizid. Die anderen 80 % versterben an Herz-Kreislauf-Versagen und sonstigen Folgen des Untergewichts. 10–20 % nehmen einen chronischen, oft lebenslangen Verlauf; bei einigen Betroffenen bleiben trotz Besserung gewisse Restsymptome bestehen.

12.1.4 Therapie und Prognose

Für alle Essstörungen gilt, dass so früh wie möglich mit einer Therapie begonnen werden sollte. Patienten mit einer AN stehen einer Behandlung häufig ambivalent gegenüber, da sie sich häufig gar nicht krank fühlen. Im Gegenteil wird die Erkrankung eher als Erfolg oder Stärke wahrgenommen. Selbst wenn zu einem späteren Zeitpunkt negative Konsequenzen wie ständiges Frieren oder Schwächezustände in den Vordergrund treten, wird therapeutische Unterstützung oft noch abgelehnt.

Für die AN ist neuerdings ein Medikament zugelassen, welches ursprünglich in der Behandlung der Schizophrenie eingesetzt wird. Olanzapin hilft jedoch auch vielen Patienten mit einer AN, lästiges Gedankenkreisen und zwanghafte Symptome zu lindern. Behandlung der ersten Wahl ist jedoch nach wie vor die Psychotherapie. Dabei wird meist kombiniert darauf geachtet, das Essverhalten und das Gewicht zu stabilisieren und an den inneren Konflikten der Betroffenen zu arbeiten. Es gibt mittlerweile spezifisch für AN-Patienten entwickelte Verhaltenstherapiekonzepte. Mit etwas kryptisch klingenden Namen wie SSCM oder MANTRA werden sie bereits in einigen spezialisierten Kliniken angewendet. Die Normalisierung des Essverhaltens und der Gewichtsaufbau stehen im Zentrum der Behandlung. Allerdings kann man nicht jede Woche 50 Minuten über das Essen sprechen. Betroffene haben meist viele weitere Themen, die sie belasten und bei denen der therapeutische Dialog hilfreich ist. Wichtig ist es immer auch, den Selbstwert zu steigern und die rigiden Denkmuster zu flexibilisieren. Da AN-Patienten oft ein hohes Kontrollbedürfnis haben, weichen viele Therapeuten sinnvollerweise vom Verfolgen strikter Ernährungspläne ab und überlassen viele Entscheidungen über die Art und Weise des Gewichtsaufbaus dem Patienten.

Werden die Patienten stationär behandelt, ist eine ambulante Folgetherapie unerlässlich. Sonst kommt es meist schnell zu einem Rückfall. Denn viele Patientinnen kommen mental der schnellen Gewichtsaufnahme, die im stationären Setting erreicht wurde, nicht hinterher. Erst im langfristig angelegten ambulanten Setting gelingt es vielen Betroffenen, sich an die Normalisierung ihres Gewichts zu gewöhnen und es anzunehmen.

Gemessen an der Schwere der Erkrankung ist die Prognose sogar relativ günstig. Werden Betroffene adäquat behandelt, schaffen es immerhin fast 50 %, vollständig zu gesunden. Ein Grund dafür liegt vermutlich in einer wichtigen Ressource der Betroffenen. Während die enorme innere Stärke, Disziplin und Konsequenz, die AN-Patienten oft mitbringen, dafür verantwortlich ist, dass sie es schaffen, aus eigenem Antrieb fast zu verhungern, zieht sie umgekehrt genau diese Stärke auch wieder aus der Erkrankung heraus – sofern sie es wollen.

12.2 Bulimia nervosa

12.2.1 Symptomatik

Menschen, die unter einer Bulimia nervosa (BN) (Abb. 12.2) leiden, haben in regelmäßigen Abständen Essanfälle, bei denen sie unfassbare Mengen an meist hochkalorischen Nahrungsmitteln verzehren. Anschlie-

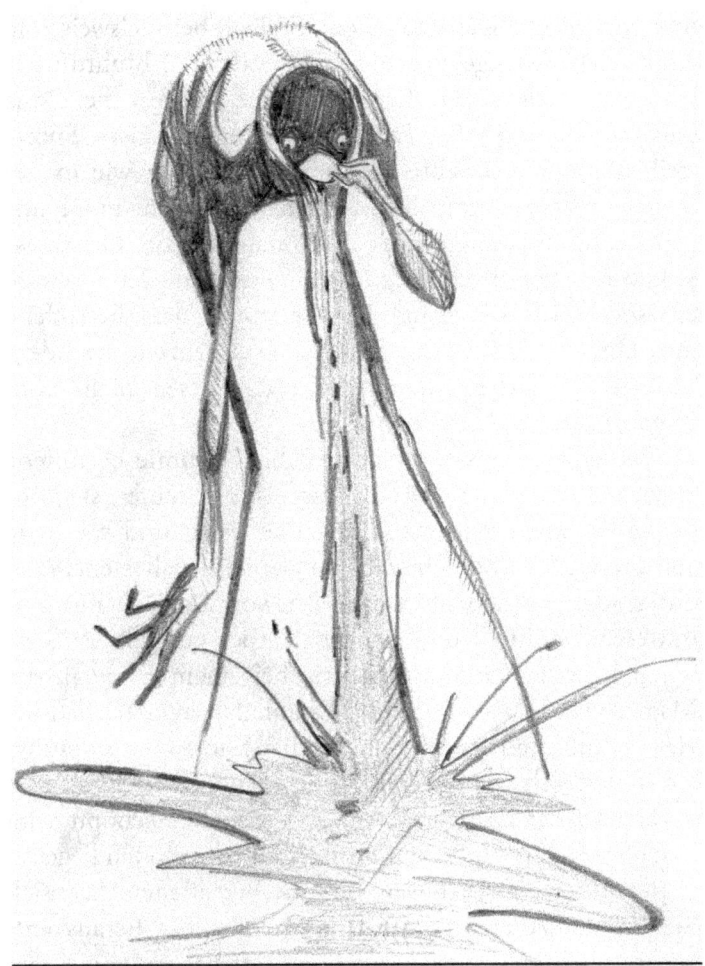

Abb. 12.2 Bulimie. (Adaptiert nach Shawn Coss, mit freundlicher Genehmigung)

ßend ergreifen sie dann Maßnahmen, um das Essen schnell wieder loszuwerden, und erbrechen typischerweise einige Male. Häufig nehmen die Betroffenen auch Laxanzien (Abführmittel), Diuretika (Entwässerungstabletten) und/oder Schilddrüsenpräparate in vollkommen unverhältnismäßigen Dosen ein. So liegt beispielsweise die empfohlene Menge des meistverwendeten Abführmittels bei einer Tablette pro Tag; Betroffene steigern die Dosis teilweise bis auf 100 Tabletten. Auch exzessives Sporttreiben ist eine beliebte Maßnahme. Ähnlich wie in der Subgruppe von Anorexie-Erfahrenen, die nicht nur Hungern, sondern weitere aktive Maßnahmen zur Gewichtsreduktion praktizieren, gibt es auch bei der Bulimie ein sog. Insulin-Purging. Das bedeutet, dass Betroffene mit Diabetes zu wenig Insulin nachspritzen, nachdem sie etwas gegessen haben, damit das Essen nicht vom Organismus aufgenommen wird.

Während der Essensanfälle erleben Bulimie-Betroffene einen regelrechten Kontrollverlust. Das bedeutet, sie können nicht mehr steuern, wie viel sie essen und wann sie aufhören. Das Ende eines Essanfalls wird daher entweder durch die verfügbare Menge an vorrätigen Nahrungsmitten oder durch den eigenen Körper geregelt. Äußerst selten kann es vorkommen, dass bei einem Essanfall der Magen platzt. Während eines Essanfalls verändert sich bei vielen Bulimie-Patienten auch die Selbstwahrnehmung. Sie fühlen sich wie in Trance, und manche berichten, dass sie erst wieder zu sich kommen, wenn sie erschöpft vom anschließenden Erbrechen im Bad auf dem Boden liegen.

Bei einem Drittel der Bulimie-Betroffenen hat sich die Problematik aus einer Anorexia nervosa heraus entwickelt, beispielsweise, wenn sie es satt hatten, von ihrem Umfeld ständig auf ihr Essverhalten angesprochen zu werden. Zu essen und anschließend zu erbrechen erscheint vielen als raffinierte Maßnahme, um essen zu können und doch nicht zuzunehmen – ein Trugschluss, denn die meisten Bulimie-Erfahrenen haben Normalgewicht oder leichtes Übergewicht, selbst wenn sie außerhalb der Essanfälle häufig nicht viel essen. Doch genau das ist das Problem: Aufgrund des unregelmäßigen Essens fährt der

Stoffwechsel nach unten, sodass weniger Energie verbraucht wird. Gleichzeitig verlieren die Betroffenen an Muskelmasse, ähnlich wie bei einer schlechten Diät. Wenige Muskeln wiederum verbrennen wenig Energie. In diesem Diätzustand wirken die Essanfälle, als würde man über eine halb vertrocknete Blume einen Eimer Wasser schütten. Der Körper nimmt die ersten Nährstoffe schneller auf, als die Patienten erbrechen können, und speichert die Energie in Form von Fettgewebe.

Nach dem Erbrechen schämen sich die Betroffenen, entwickeln Schuldgefühle und depressive Verstimmungen. Dabei können Selbstverletzungen auftreten. Da Menschen mit Bulimie meist auch sehr impulsiv sind und unter Stimmungsschwankungen leiden, ist die Abgrenzung von der Borderline-Störung schwierig. Allerdings lassen insbesondere die Stimmungsschwankungen oft nach, wenn sich das Essverhalten normalisiert.

Bulimie-Erfahrene sind häufig sehr quirlige, spontane und sprunghafte Menschen. Sie sind auch nicht so rigide und perfektionistisch kontrolliert wie ihre anorektischen Leidensgenossinnen. Ähnlich wie bei einer Anorexia nervosa sind jedoch auch bei einer BN die Themen Essen und Figur/Gewicht von zentraler Bedeutung, und es besteht eine krankhafte Furch davor, dick zu werden.

12.2.2 Entstehungsbedingungen

Einige Aspekte, die mit der BN in Verbindung stehen, sind genetisch bedingt und vererbbar. Das gilt insbesondere für die hohe Impulsivität, für die labilen Stimmungen und natürlich auch für gewisse Charakteristika des Stoffwechsels. Andere Aspekte wie der geringe Selbstwert sind eher durch prägende Lebenserfahrungen begründbar. Das gestörte Essverhalten ist vermutlich als „Endstrecke“ oder letzte Konsequenz diverser Einflussfaktoren zu verstehen.

12.2.3 Epidemiologie und Verlauf

Bulimie-Erfahrene sind meistens attraktive junge Frauen, die viel Wert auf ihr Äußeres legen. Ihre Familien entstammen oft der oberen Mittelschicht. Die BN ist etwas häufiger als die AN, das Geschlechtsverhältnis ist relativ vergleichbar (deutlich mehr Frauen). Der Beginn der BN liegt in der Jugend und im frühen Erwachsenenalter.

Untersuchungen deuten darauf hin, dass die Bulimie bei unbehandelten Personen überwiegend einen chronischen Verlauf nimmt, mit Schwankungen in der Intensität. Innerhalb eines Zeitraums zwischen 7 und 12 Jahren nach dem Beginn der Erkrankung werden allerdings immerhin 60 % der Betroffenen wieder gesund.

12.2.4 Therapie und Prognose

Erstes Ziel der Behandlung ist die Normalisierung des Essverhaltens. Dafür stehen Psychotherapie und die medikamentöse Therapie zur Verfügung. Fluoxetin, ein Antidepressivum, das die Impulsivität positiv beeinflusst, soll die Häufigkeit von Essanfällen reduzieren. Andere Medikamente sind in dieser Indikation nicht zugelassen. Psychotherapie sollte in jedem Fall die erste Wahl sein. Eine Kombinationsbehandlung aus Medikation und Psychotherapie ist auch nur dann besser wirksam als die alleinige Psychotherapie, wenn zusätzlich zur Bulimie eine Depression vorliegt.

Ein gutes Argument für eine Veränderung des Essverhaltens lautet übrigens, dass die Betroffenen häufig dann abnehmen, wenn sie beginnen, mehr und regelmäßig zu essen. Was zunächst paradox klingt, ist äußerst logisch. Denn bei regelmäßigem Essen fährt der Stoffwechsel wieder hoch, und Muskeln bilden sich zurück. Leichtes Krafttraining kann diesen Prozess unterstützen, denn wenn die Betroffenen deutlich mehr Energie verbrauchen, können sie auch mehr essen. Parallel zu einer moderaten Gewichtsabnahme wird der Körper auch ästhetischer, indem Fett ab- und Muskulatur aufgebaut wird. Für Patienten mit einer Essstörung gibt es kaum einen besseren Anreiz, einen Therapeuten aufzusuchen, wenn dies aus eigener Kraft nicht gelingt.

13 Borderline-Persönlichkeitsstörung

13.1 Grundlegendes zur Diagnose Persönlichkeitsstörung

Persönlichkeitsstörungen (PS) sind Diagnosen mit einer sehr unglücklich gewählten Bezeichnung. Denn jemandem zu attestieren, seine gesamte Persönlichkeit sei gestört, ist ebenso stigmatisierend wie inhaltlich falsch. Zumeist geht es darum, wie Betroffene ihre eigene Identität erleben, wie sie Emotionen regulieren und wie sie soziale Interaktionen gestalten. Insbesondere die soziale Interaktion ist zumeist schwierig und führt immer wieder zu Konflikten. Menschen mit Persönlichkeitsstörungen zeigen bereits in der Kindheit erste Auffälligkeiten, die sich dann schleichend bis ins Erwachsenenalter ausgestalten. PS entstehen also nicht plötzlich irgendwann im Leben, so wie viele andere psychische Störungen, sondern sind immer schon latent da. Damit geht einher, dass sich

A. Prölß et al., *Psychische StörungsBILDER*,
https://doi.org/10.1007/978-3-662-58288-6_13

Betroffene gar nicht anders kennen und die Störungen, die sich häufig im Kontakt mit anderen Menschen zeigen, gar nicht bei sich vermuten. Aus diesem Grund kommen Betroffene oft nicht auf die Idee, einen Therapeuten aufzusuchen, es sei denn, sie entwickeln irgendwann als Reaktion auf ihre permanenten Konflikte eine zusätzliche Depression. Menschen mit einer Borderline-Persönlichkeitsstörung (BPS) (Abb. 13.1) sind diesbezüglich jedoch eine Ausnahme. Sie leiden sehr wohl unter sich selbst – Selbsthass ist sogar eines der zentralen Symptome der BPS. Was zunächst unschön klingt, ist in letzter Konsequenz von Vorteil, denn der Leidensdruck führt Betroffene in die Therapie, sodass mittlerweile eine Reihe spezifischer psychotherapeutischer Behandlungsansätze existiert.

Übrigens wird die Diagnosestellung einer PS erst ab dem 18. Lebensjahr empfohlen, auch wenn es bereits Jahre vorher Auffälligkeiten gibt. Die Unterscheidung zwischen normalen Pubertätsphänomenen und Symptomen einer PS kann jedoch mitunter schwer fallen, zudem sollte sich eine Persönlichkeit zunächst ins frühe Erwachsenenalter entwickeln dürfen, bevor sie mit einer psychiatrischen Diagnose belegt wird.

13.2 Symptomatik

Die typischen Symptome der BPS sind schwerwiegende Stimmungsschwankungen, die jedoch mehr als nur die Stimmungslage betreffen. Denn mit einer solchen Stimmungsschwankung geht oft einher, dass sich Betroffene ganz anders erleben als zuvor, anders über sich und andere denken, fast so, als wären sie plötzlich eine andere Person. Zwar wissen sie schon noch, wer sie sind, aber sie haben das Gefühl, sich gar nicht wirklich zu kennen und steuern zu können. Beispielsweise könnte

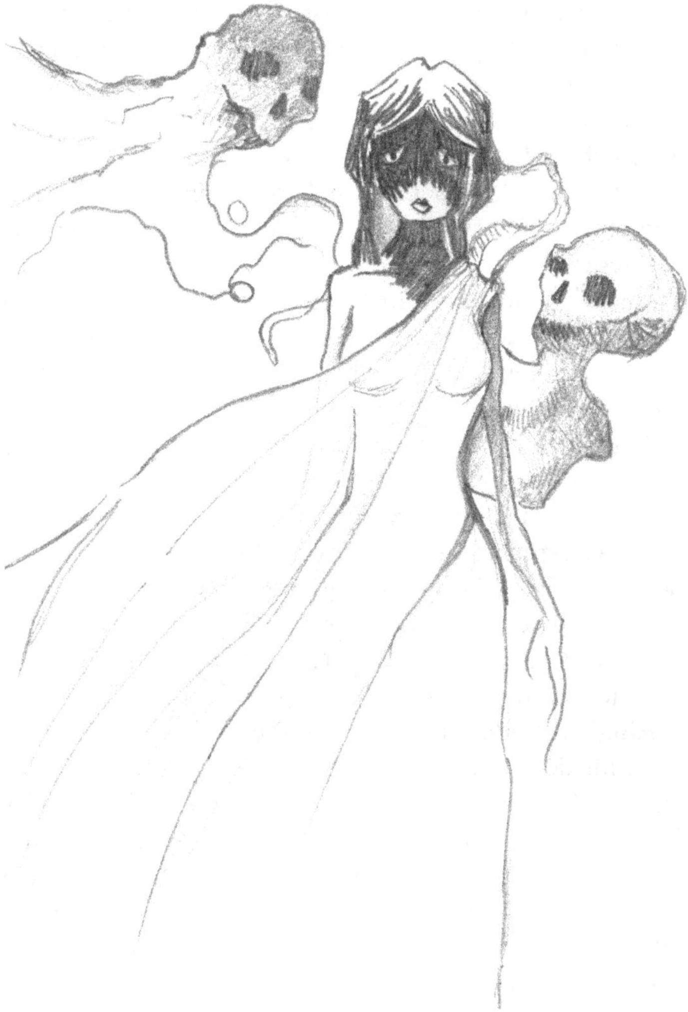

Abb. 13.1 Borderline-Persönlichkeitsstörung. (Adaptiert nach Shawn Coss, mit freundlicher Genehmigung)

eine Patientin mit BPS auf eine Einladung für den kommenden Tag antworten, sie wisse doch heute nicht, ob sie morgen kommen könne – denn es kommt ganz drauf an, wie sie morgen „drauf" ist. Betroffene erleben sich als kaum planbar. Und wenn man mit sich selbst nicht in die Zukunft planen kann, weil man nicht einschätzen kann, was der kommende Tag bringt, ist das erheblich verunsichernd. Dabei geht es nicht lediglich darum, Lust zu haben oder keine Lust zu haben. Denn BPS-Betroffene empfinden, wenn sie empfinden, wesentlich stärker als Gesunde. Das bedeutet: Wenn es einer Betroffenen am Tag der Einladung nicht gut geht, geht es ihr in der Regel massiv schlecht. Die Folgen sind eine Unsicherheit hinsichtlich des eigenen Selbstbildes sowie eine Unsicherheit bzw. Schwankungen hinsichtlich persönlicher Ziele und innerer Präferenzen (einschließlich der sexuellen Präferenz).

Auch soziale Beziehungen gestalten sich oft turbulent. Denn häufig ist es nie gut, so wie es gerade ist. Wenn der Partner da ist, fühlt es sich zu eng an, und er wird fortgestoßen. Ist er weg, fühlt es sich einsam an, und er wird herbeigesehnt. Dies ist übrigens nicht nur für die BPS-Betroffenen anstrengend. Daher ist die BPS abgesehen von Abhängigkeitserkrankungen die einzige psychische Störung, für deren Partner es Selbsthilfegruppen gibt. Häufig denken die Partner nämlich irgendwann selbst, sie würden den Verstand verlieren oder es stimme etwas nicht mit ihnen. Dennoch dauern Borderline-Beziehungen oft sehr lange an. Eine starke Angst vor dem Verlassenwerden bei BPS sorgt dafür, dass die Betroffenen nach Konflikten sehr viel Energie investieren, um die Beziehung zu retten.

Zu alledem kommt, dass BPS-Patienten impulsiv sind und häufige Wutausbrüche bekommen. Die Wut kann sich auf andere Menschen beziehen, aber auch auf die eigene Person. Häufig ist es regelrechter Selbsthass, der zu selbstverletzendem Verhalten (SV) führen kann. Das Gefühl für die eigene Person ist bei vielen Betroffenen so schlecht, dass sie unsicher werden können, ob sie überhaupt noch am

Leben sind. Wenn sie sich selbst kaum noch wahrnehmen und spüren, kann es auch zur SV kommen, um im Schmerz zu erkennen, dass man noch am Leben ist. Der vermutlich häufigste Grund für SV besteht jedoch darin, innere Anspannungszustände loszuwerden. Betroffene entwickeln innere Anspannungen, weil sie ihre eigenen Emotionen schlecht wahrnehmen – ähnlich wie kleine Kinder, die auch noch nicht differenziert wahrnehmen, ob eine Emotion Traurigkeit ist oder Angst. Stattdessen bekommen sie Bauchweh, denn Emotionen werden initial im Bauch wahrgenommen (daher wird auch von dem Bauchgefühl gesprochen), um dann in ihrer jeweiligen Qualität erkannt zu werden. Fällt Letzteres jedoch weg, verbleibt ein unspezifisches und diffuses Bauchweh – und Menschen mit BPS haben oft Bauchweh (innere Anspannung). Haben sie dagegen keine Spannungszustände, fühlen sie sich oft innerlich leer und hohl. Beide Zustände, Anspannung und Leere, sind quälend und können effektiv durch SV beendet werden. Da sich das SV jedoch abnutzt wie eine Droge, bei der im Zeitverlauf die Dosis erhöht werden muss, schneiden Borderline-Patienten immer öfter und tiefer. Viele von ihnen landen regelmäßig in der Chirurgie, um sich wieder nähen zu lassen.

Umgekehrt muss der BPS zugute gehalten werden, dass sie auch viele positive Seiten hat. Betroffene sind oft ausgesprochen begeisterungsfähig und spontan. Sie können andere dann mit ihrer Begeisterung regelrecht anstecken, sodass ein Leben mit einem Menschen mit BPS vermutlich nie langweilig wird. Häufig haben die Betroffenen auch ein ausgesprochen starkes Gerechtigkeitsempfinden und können an Ungerechtigkeiten regelrecht verzweifeln. Außerdem haben sie oft eine sensible Antenne dafür, wie andere Menschen empfinden. Das, was ihnen bezüglich der eigenen Person fehlt, scheint in Bezug auf andere Personen bestens zu funktionieren. In therapeutischen

Gruppen bemerken Betroffene oft vor den Therapeuten, wenn sich bei einem Gruppenmitglied eine schlechte Stimmung anbahnt.

Es liegt auf der Hand, dass ein Leben mit BPS trotz einiger Vorzüge sehr anstrengend ist. Drei Viertel aller Betroffenen begehen daher auch regelmäßig Suizidversuche, an denen 4–11 % letztendlich versterben.

13.3 Entstehungsbedingungen

Bestimmte Anteile der BPS werden vererbt bzw. sind genetisch-biologisch vermittelt. Das gilt für Merkmale des Temperaments wie hohe Impulsivität und schwankende Stimmungen. Oft kommt noch ein hyperaktives Temperament hinzu: Immerhin kann bei fast 60 % der Betroffenen zusätzlich ADHS diagnostiziert werden. Dazu kommen psychosoziale Risikofaktoren, welche die Ausbildung einer BPS erklären. Frühe Gewalt, sexuelle Traumatisierung in der Kindheit oder auch Vernachlässigung durch Bezugspersonen sind Beispiele für typische Lebensbedingungen späterer Borderline-Patienten. Ebenso ungünstig sind Eltern, die ihrem Kind wiederholt vermitteln, dass es nicht OK ist, anders sein soll, anders fühlen soll – Anforderungen also, die schlecht umsetzbar sind und dazu führen, dass die eigene Person in Frage gestellt wird. Ferner kann für alle PS davon ausgegangen werden, dass sich das jeweils spezifische Verhalten in der sozialen Interaktion nicht konstant über viele Jahre aufrechterhalten hätte, wenn es den Betroffenen nicht Vorteile gebracht hätte. Somit wird das schwierige Verhalten als ehemalige Lösungsstrategie in sehr problematischen Kindheiten betrachtet. Wenn das Kind beispielsweise immer damit rechnen musste, von seinen Eltern alleine gelassen zu werden, es sei denn, es simulierte große Schmerzen oder fügte sich tatsächlich Schmerzen zu, kann sich dieses Verhaltensmuster bin ins Erwachsenenalter hinein stabilisieren. Und wenn die junge Erwachsene in ihrer Beziehung damit rechnet, im Stich gelassen zu werden, dann schneidet sie sich heute in die Arme, da der Freund dann stets besorgt reagiert und sich um sie kümmert. Langfristig nervt die meisten Menschen ein solches Verhalten jedoch, sodass die Betroffenen letztendlich doch alleine gelassen werden. Und dies wiederum erklärt einen Teil des Leidensdrucks und die Störungswertigkeit der Erkrankung.

13.4 Epidemiologie und Verlauf

Etwa 3 % der Allgemeinbevölkerung leiden unter einer BPS. Die Symptomatik beginnt in der Regel bereits in der Kindheit und erreicht ihren Höhepunkt um das 25. Lebensjahr. Danach geht die Intensität mit zunehmendem Alter zurück. Neuere Untersuchungen zeigten daher altersabhängige Häufigkeiten der BPS. Bei 16-Jährigen wurde die Symptomatik bei 6 % identifiziert, bei 40-Jährigen dagegen nur noch bei 0,3 %. In der Zusammenschau muss mit einigen alten Vorurteilen über die BPS gebrochen werden: erstens mit dem Vorurteil, die BPS sei nicht behandelbar und persistiere lebenslang; zweitens mit der Annahme, die meisten Betroffenen seien weiblich.

Selbst wenn der Verlauf anzeigt, dass die Symptomatik nicht stabil ist, ist dies kein Grund zu großer Freude: Denn selbst wenn etwas ältere Betroffene nicht mehr die typischen Kriterien der BPS erfüllen, sind sie dennoch nicht zufrieden. Häufig wird aus der schillernden und dramatischen Symptomatik ein ruhigerer, jedoch chronisch depressiver Zustand. Viele ehemalige Borderline-Patienten befinden sich vermutlich gegen Ende der ersten Lebenshälfte häufig auf psychiatrischen Stationen, die chronische Depressionen behandeln. Auch Sucht im Alter wird bei vielen älteren BPS-Betroffenen diagnostiziert. Ebenso zeigen neuere Studien, dass die soziale/berufliche Integration und die Lebensqualität/-zufriedenheit im Alter bei BPS-Patienten insgesamt nachlassen.

13.5 Therapie und Prognose

Es gibt keine spezifische Pharmakotherapie für BPS. Dennoch bekommen Betroffene häufig Medikamente, die gegen die vielen zusätzlichen Störungsbilder helfen sollen; insbesondere Depressionen, Ängste und ADHS werden oft medikamentös behandelt. Für die Behandlung der BPS existieren dagegen vier Psychotherapien: die DBT (Dialektisch-Behaviorale Therapie) nach M. Linehan, die MBT (Mentalisierungsbasierte Therapie) nach Bateman und Fonagy, die SFT (Schemafokussierte Therapie) nach Young sowie die von O. F. Kernberg entwickelte psychodynamisch ausgerichtete TFP (Übertragungsfokussierte Psychotherapie).

Bei allen Wirksamkeitsstudien zeigte sich bisher jedoch, dass nur ca. 50 % aller behandelten Patienten auf die verfügbaren therapeutischen Verfahren ansprechen und ein großer Teil der Patienten auch Jahre nach der Behandlung erhebliche soziale Probleme aufweist. Dazu kommt, dass es keines der etablierten Verfahren bislang geschafft hat, neben der Symptomreduktion auch die Lebensqualität der Betroffenen zu erhöhen. Dieses Thema ist mittlerweile jedoch allgemein bekannt. Betroffene dürfen also darauf hoffen, dass Therapeuten dazugelernt haben – und den Patienten ist es allemal zuzutrauen, dass es ihnen letztlich gelingt, ein befriedigendes Leben zu führen.

14 Narzisstische Persönlichkeitsstörung

14.1 Symptomatik

Im Gegensatz zur Borderline-Persönlichkeitsstörung (BPS) ist die narzisstische Persönlichkeitsstörung (NPS) (Abb. 14.1) dadurch gekennzeichnet, dass Betroffene „blind" sind für ihre Störung. Sie produzieren immer wieder zwischenmenschliche Konflikte, erkennen aber nicht, was sie selbst dazu beitragen. Im Vordergrund stehen ein Muster von Großartigkeit (in Phantasie oder Verhalten), ein Bedürfnis nach Bewunderung und ein Mangel an Empathie. Der Empathiemangel bezieht sich jedoch nur auf die Fähigkeit, sich in andere Menschen einzufühlen. Vom Verstand her verstehen Narzissten sehr gut, was in anderen Menschen vorgeht. Das befähigt sie dazu, hochgradig manipulativ mit Mitmenschen umzugehen, sie für die eigenen Zwecke zu nutzen. Betroffene sind in hohem Maße von Fantasien grenzenlosen Erfolgs, von Macht, Glanz, Schönheit oder Liebe eingenommen. Sie übertreiben, wenn

A. Prölß et al., *Psychische StörungsBILDER*,
https://doi.org/10.1007/978-3-662-58288-6_14

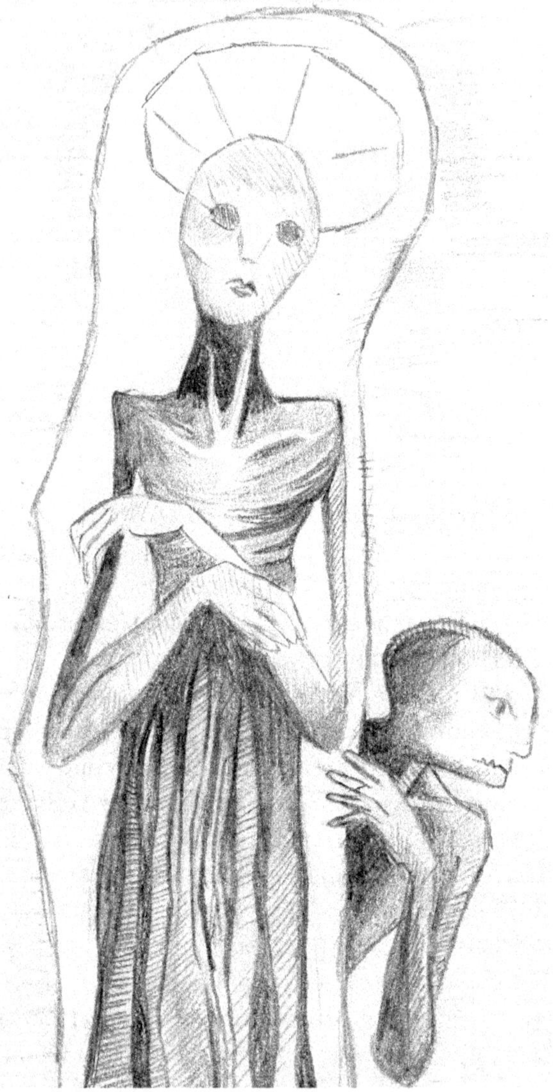

Abb. 14.1 Narzisstische Persönlichkeitsstörung. (Adaptiert nach Shawn Coss, mit freundlicher Genehmigung)

sie ihre Fähigkeiten darstellen, und streben danach, stets bewundert zu werden. Sie erleben sich selbst als etwas ganz Besonderes und Einzigartiges, weshalb sie mit privilegierten Menschen verkehren möchten oder nur die besten Institutionen in Anspruch nehmen wollen. Wenn sie über relativ hohe intellektuelle Fähigkeiten verfügen, sind Betroffene beruflich oft sehr erfolgreich, da sie dazu bereit sind, sehr viel zu arbeiten – nicht, weil es ihnen Spaß macht, sondern, um Anerkennung von anderen zu erhalten. Diese Gruppe von Narzissten wird als erfolgreiche Narzissten bezeichnet.

Im sozialen Kontakt wirken Menschen mit NPS oft arrogant, überheblich, prahlerisch und großspurig. Gleichzeitig bestehen ein äußerst fragiles Selbstwerterleben sowie eine übergroße Angst vor Kritik. Denn das sog. Größenselbst ist nur eine Konstruktion der Betroffenen, die dazu da ist, tief verwurzelte Ängste und Versagensgefühle zu kompensieren. Tief in ihrem Innern fühlen sich Narzissten klein, verletzlich und unsicher. Viele Narzissten glauben jedoch so fest an ihr Größenselbst, dass das ängstliche und unsichere Selbst nur sehr selten zum Vorschein kommt – wenn, dann geschieht das in Krisensituationen wie bei beruflichem Misserfolg, Kritik durch andere etc. Solche Krisen werden narzisstische Krisen genannt, die besonders gefährlich sind, denn der innere Absturz vom Größenselbst hinab ins unsichere Selbst endet nicht selten in einem Suizid (Exkurs).

„Erweiterte Suizidalität" bei Narzissmus

Bei keiner anderen Persönlichkeitsstörung ist die Suizidgefahr so hoch wie bei pathologischen Narzissten. In der narzisstischen Kränkung bzw. Krise existiert zudem die Gefahr des erweiterten Suizids. Das bedeutet, dass Betroffene auch Angehörige mit in den Tod nehmen. Das kann den folgenden narzisstischen Argumentationen folgen:

1. Wer soll sich um meine Kinder kümmern, wenn ich (als einzig dazu Befähigter) nicht mehr da bin. Also rette ich sie, indem ich sie mit in den Tod nehme.
2. Niemand soll haben, was mir gehört. Daher soll nach mir niemand anderes meine Frau bekommen. Folglich nehme ich sie mit in den Tod und stelle damit sicher, dass ich ihr letzter Mann war.

Es gibt jedoch auch Formen des Narzissmus, die schwer zu erkennen sind. Verfügen Betroffene nämlich nicht über ausreichende Kompetenzen, um beruflich erfolgreich zu sein, haben sie ein großes Problem, da die Diskrepanz ihres narzisstischen Anspruchs zu den realen Fähigkeiten nicht zu überwinden ist. Diese Menschen, die auch als erfolglose Narzissten bezeichnet werden, flüchten häufig in den Alkohol und in die Welt der Online-Computerspiele. Der Alkohol lässt sie ihr reales Selbst vergessen, und online können sie einen Superhelden-Avatar erstellen, mit dem sie sich identifizieren können. Dann wirkt die narzisstische Dynamik zwar im Innern, wird aber äußerlich nicht sichtbar.

Ein weiterer Subtyp des Narzissmus ist der **kommunale Narzissmus**. Er ist schwer zu erkennen, da er auf den ersten Blick gar nicht auf sich selbst bezogen erscheint. Er tritt bei helfenden Berufen auf und ist dadurch gekennzeichnet, dass Betroffene ihre narzisstische Befriedigung aus der Macht ziehen, die sie in der Rolle des Helfers haben. Sie betrachten sich als unverzichtbar für andere, verkaufen sich dabei als höchst altruistisch, während es ihnen jedoch nur um die eigene Befriedigung aufgrund ihrer Rolle als bester Helfer geht. Jene Krankenpfleger, die jüngst durch die Medien gingen, da sie im Rahmen ihrer Tätigkeit Patienten fast umgebracht haben, um sie dann wiederzubeleben, passen höchstwahrscheinlich in dieses Schema. Ihnen ging es um die Macht über Leben und

Tod, sie ließen sich als Lebensretter feiern, während sie kaltblütig den Tod vieler Patienten in Kauf nahmen.

Narzisstische Merkmale können übrigens, wenn sie nur mäßig und nicht störungswertig ausgeprägt sind, sogar positive Wirkungen entfalten. So schützt der Narzissmus von Depression. Denn während Menschen mit einer depressiven Anlage die Schuld für Misserfolg bei sich suchen und daran verzweifeln, sind es bei Narzissten immer die anderen, die für das eigene Versagen verantwortlich sind. Erfolg erklären Narzissten durch ihre hohe Kompetenz, depressiv Veranlagte dagegen halten persönlichen Erfolg eher für Zufall.

14.2 Entstehungsbedingungen

Die Frage, was einen störungswertigen Narzissmus bedingt, wird kontrovers diskutiert. Die unterschiedlichen therapeutischen Schulen verfolgen jeweils eigene Ansätze, und wissenschaftliche Studien sind rar. Die verfügbaren Studien zeigen, dass sowohl Eltern, die ihre Kinder stark verwöhnen und ihnen vermitteln, dass sie etwas Besseres sind, als auch Eltern, die ihre Kinder vernachlässigen oder ihnen Gewalt antun, mit einem späteren Narzissmus ihrer Kinder in Verbindung stehen können. Bei den verwöhnenden Eltern lässt sich nachvollziehen, dass den Kindern ein Narzissmus geradezu anerzogen wird. Im zweiten Fall ist das desolate und selbstunsichere Selbst ebenso nachvollziehbar wie das Größenselbst als Kompensationsstrategie.

Wie bei der Borderline-Störung kann davon ausgegangen werden, dass auch der Narzissmus lange Zeit eine wichtige Funktion für die damaligen Kinder erfüllt hat, sonst hätte sich das spezifische Verhalten nicht so lange so stabil aufrechterhalten. Wurde das Kind häufig ignoriert, selbst wenn es stolz etwas zeigen wollte, z. B. ein selbst gemaltes Bild, dann musste es sich drastischere Strategien einfallen lassen, um Anerkennung zu bekommen. Möglicherweise wurden die Eltern erst dann aufmerksam und anerkennend, wenn das Kind mit seiner Leistung geprahlt hatte *(„Ich hab das beste Bild aus der ganzen Klasse gemalt, keiner ist so toll wie ich“)*. Doch auch hier gilt, dass ein solches prahlerische Verhalten bei Erwachsenen höchstens kurzfristig erfolgreich sein dürfte, da es schnell zu nerven beginnt, sodass die Anerkennung durch andere ausbleibt. Dies wiederum erzeugt Leidensdruck und erklärt einen Teil der Störungswertigkeit des Narzissmus.

14.3 Epidemiologie und Verlauf

In der Allgemeinbevölkerung ist die NPS mit einer Häufigkeit von weniger als 1 % vertreten, unter psychiatrischen Patienten wird eine Häufigkeit von 1,3 % berichtet.

Wie die meisten Persönlichkeitsstörungen entsteht ein Narzissmus kontinuierlich im Laufe der Persönlichkeitsentwicklung und persistiert dann zunächst relativ stabil. Anders als die Borderline-Störung scheint ein unbehandelter Narzissmus im späteren Erwachsenenalter nicht rückläufig zu sein.

14.4 Therapie und Prognose

Die Behandlung von Menschen mit einer narzisstischen Persönlichkeitsstörung wird als schwierig beschrieben. Wie die meisten Persönlichkeitsstörungen erleben auch Narzissten ihre Charakteristika als ich-synton, d. h. als zu sich gehörig und nicht als unnormal. Sie kennen sich schließlich gar nicht anders, sondern waren schon immer so, wie sie eben sind. Die vielen Konflikte, in die sie mit anderen

Menschen immer wieder geraten, erklären sie sich beispielsweise dadurch, dass andere neidisch auf ihre Fähigkeiten sind. Oder dadurch, dass andere schlicht nicht in der Lage sind, sie zu verstehen. Daher kommen Narzissten auch nicht mit dem Auftrag zur Therapie, den Narzissmus zu behandeln. Sie kommen entweder im Rahmen einer narzisstischen Krise, wenn es beruflich Probleme gab oder wenn sie schwerwiegend gekränkt wurden. Nicht selten werden sie dann nach einem Suizidversuch in die Klinik eingewiesen. Alternativ kommen sie zur Therapie, wenn sie aufgrund der vielen zwischenmenschlichen Konflikte eine Depression entwickelten. Therapeuten merken dann in der Regel schnell, dass sich hinter der Depression eine narzisstische Problematik verbirgt.

Es gibt mittlerweile therapeutische Konzepte, die für eine Narzissmusbehandlung durchaus Erfolg versprechen. Dazu zählt die sog. **Klärungsorientierte Psychotherapie,** eine Weiterentwicklung der Verhaltenstherapie, die bei Persönlichkeitsstörungen aller Art erfolgreich ist. Auch die **Schematherapie**, zunächst für die Behandlung der Borderline-Störung konzipiert, wird mittlerweile für den störungswertigen Narzissmus empfohlen.

Darüber hinaus weisen die psychodynamischen Therapieansätze Konzepte zur Behandlung des Narzissmus vor. Im Gegensatz zur Borderline-Störung, zu der bereits eine Vielzahl an Therapiestudien durchgeführt wurde, gibt es keine hochwertigen Psychotherapiestudien mit narzisstischen Patienten. Eine günstige Prognose haben Menschen mit einer narzisstischen Persönlichkeitsstörung insbesondere dann, wenn es ihnen und ihrem Therapeuten gelingt, eine vertrauensvolle Beziehung aufzubauen, und wenn sie zum Subtyp der erfolgreichen Narzissten gehören. Denn dann haben sie eine realistische Chance, ihre Schwierigkeiten zu überwinden und ein Leben gestalten, das ihren hohen Ansprüchen entspricht.

15

Antisoziale Persönlichkeitsstörung (APS), Dissoziale Persönlichkeitsstörung (DPS) und Psychopathie

15.1 Symptomatik

Antisoziale Charaktereigenschaften werden bereits in der Kindheit auffällig und steigern sich im Laufe der Entwicklung bis zur Diagnosestellung, die ab dem 18. Lebensjahr erfolgt. Wichtig ist zu wissen, dass es für Menschen mit antisozialen Eigenschaften viele unterschiedliche Störungskonzepte gibt. Es gibt zwei diagnostizierbare psychische Störungen im Bereich der Anti-Sozialität: die Antisoziale Persönlichkeitsstörung (APS), die in Europa mit dem Diagnosesystem ICD-10 diagnostiziert wird, und die Dissoziale Persönlichkeitsstörung (DPS), die mit dem amerikanischen System DSM-5 diagnostiziert wird. Allerdings unterscheiden sich beide Konzepte nur marginal voneinander.

Merkmale einer APS (Abb. 15.1) sind Egozentrik, mangelndes Einfühlungsvermögen, Neigung zu Gewalt und zu „herzlosem Unbeteiligtsein“ sowie eine geringe

A. Prölß et al., *Psychische StörungsBILDER*,
https://doi.org/10.1007/978-3-662-58288-6_15

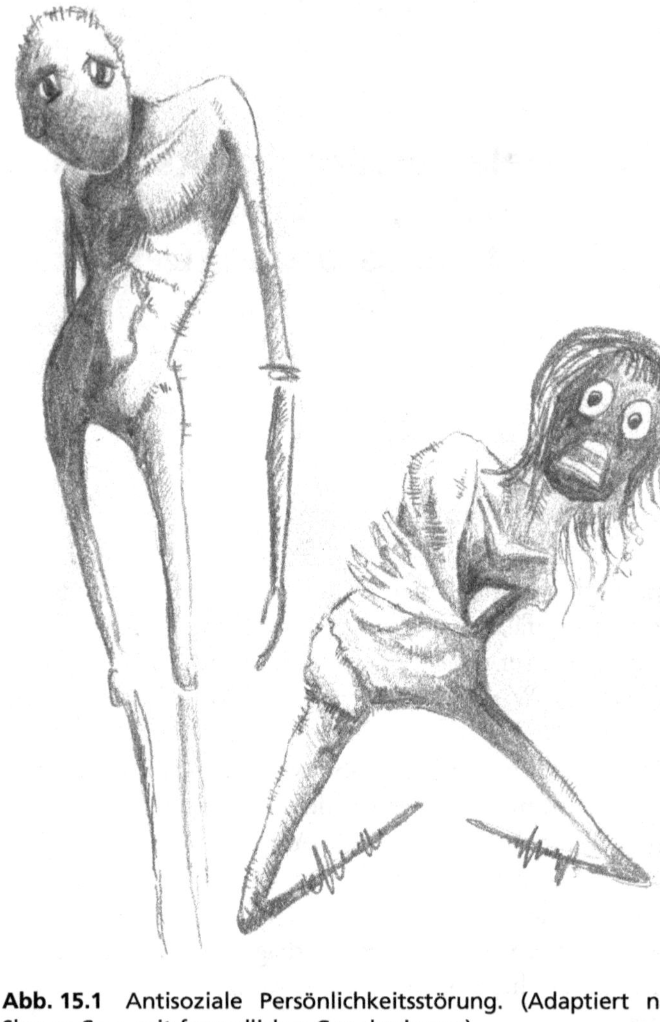

Abb. 15.1 Antisoziale Persönlichkeitsstörung. (Adaptiert nach Shawn Coss, mit freundlicher Genehmigung)

Fähigkeit, Reue zu empfinden. Betroffene sind leicht reizbar und frustrierbar. Zudem reagieren sie impulsiv, d. h., sie fahren sprichwörtlich schnell aus der Haut. Kriminelle Handlungen sind nicht zwingend erforderlich. Wenn es dennoch entsprechende Handlungen gibt, neigen APS-Betroffene dazu, andere zu beschuldigen oder sich Ausreden auszudenken.

Eine DPS-Diagnose ist zwar ähnlich, bezieht sich letztlich auf den gleichen Typus von Mensch, betont jedoch stärker das kriminelle Verhalten und Konflikte mit dem Gesetz und mit der Gesellschaft. Diagnosekriterien erfragen stärker, ob sich Betroffene nicht an gesellschaftliche Normen halten und deshalb wiederholt strafbare Handlungen begehen. Bezüglich der DPS wird zudem noch betont, dass aus Erfahrung und Strafe wenig oder nichts gelernt wird.

Schließlich gibt es noch das Störungskonzept der sog. Psychopathie. Eine kleine Gruppe innerhalb der APS und DPS (etwa 15 %) erfüllt zusätzlich die Kriterien der Psychopathie. Der Begriff „Psychopath" war um die Mitte des 20. Jahrhunderts noch die allgemeine Bezeichnung für Menschen mit Persönlichkeitsstörungen; mittlerweile bezieht er sich jedoch auf einen besonders schweren Subtyp der Antisozialität. Ein berühmtes Psychopathenbeispiel ist Hannibal Lecter, der als Filmfigur berühmt wurde, weil er seine Opfer eiskalt und berechnend gequält und dann verzehrt hat. Es gibt jedoch auch eine Liste berühmter realer Psychopathen, die aufgrund fürchterlicher Taten im Gedächtnis geblieben sind. Ihnen gemeinsam ist immer das sog. Entmenschlichte. Sie quälen und morden ohne jegliches Mitgefühl. Sie verstehen zwar rational, dass sie anderen Leid zufügen, und sind in der Regel auch in der Lage, die Konsequenzen ihres Handelns abzuschätzen. Sie haben folglich ein intaktes Realitätsgefühl und werden nach ihren Straftaten daher auch zumeist mit Gefängnisstrafen sanktioniert. Nur wenn sie nicht für ihre Tagten verantwortlich zu machen sind, weil sie zusätzlich zur Psychopathie an einer Psychose leiden, kommen sie in eine forensische Psychiatrie. Denn der Realitätsverlust ist das Kernmerkmal einer Psychose. So könnte ein Psychose-Erfahrener im Wahn einen Mord begehen, weil er überzeugt ist, der Teufel stecke in einer anderen Person und er müsse die Welt vor dem Teufel retten. Einige Menschen mit APS, DPS oder Psychopathie weisen jedoch eine derart krankhafte Impulsivität auf, dass sie unfähig dazu sind, Handlungsimpulse zu unterdrücken. Sie handeln folglich schneller, als sie denken und entscheiden können. Sie können nach der Tat zwar rational erkennen, dass sie unrecht gehandelt haben, können aufgrund der Impulsivität jedoch nicht dafür verantwortlich gemacht werden. Dies sind ganz schwierige Entscheidungen, die Gutachter treffen müssen und die für Betroffene äußerst folgenreich sind, da die Wahl zwischen Gefängnis oder Forensik davon abhängt.

Für alle Arten der Anti- bzw. Dissozialität gilt über das Beschriebene hinaus, dass Betroffene häufig erstaunlich gut in der Lage sind, andere Menschen zu manipulieren. Das bedeutet, dass sie zwar keine Empathie empfinden, vom Verstand her aber durchaus einschätzen können, wie andere Menschen funktionieren. Häufig begleitet sie ein gewinnender Charme, sodass sie schnell mit anderen in Kontakt kommen und Nähe herstellen können. Ihr Problem besteht darin, dass sie diese Nähe nicht lange aufrecht halten: Ihnen wird schnell langweilig. Somit sind sie nicht für lange Beziehungen geeignet, genauso wenig wie für langatmige oder monotone Tätigkeiten. Sie spüren einen starken Reizhunger und brauchen viel Abwechslung.

Zuletzt wird häufig noch zwischen sog. erfolgreichen und erfolglosen APS, DPS oder Psychopathen differenziert. Der Erfolgreiche schafft es, sich an gesellschaftliche Regeln zu halten (auch wenn er deren Sinnhaftigkeit nicht nachempfinden kann) und ist dann gerade aufgrund seiner Charaktereigenschaften in bestimmten Berufszweigen teilweise sehr erfolgreich (Näheres dazu in Abschn. 15.4).

Der Erfolglose schafft es dagegen nicht, sich zu kontrollieren, und gerät immer wieder mit dem Gesetz in Konflikt. Er sitzt seine Zeit häufig in Gefängnissen oder forensischen Einrichtungen ab.

15.2 Entstehungsbedingungen

Bestimmte Eigenschaften der APS, DPS sowie Psychopathie sind genetisch bedingt und vererbbar, andere dagegen werden durch Lebenserfahrungen ausgebildet (wenn nachfolgend von APS gesprochen wird, ist immer die gesamte Störungsgruppe gemeint, d. h. auch DPS und die Psychopathie). Genetisch bedingt sind beispielsweise Eigenschaften, die man als Temperament bezeichnet. Impulsives sowie hyperaktives Temperament erhöhen das Risiko einer späteren APS; daher gilt ADHS im Kindesalter als entsprechender Risikofaktor. Da APS-Betroffene ähnliche Defizite wie Patienten mit Stirnhirnläsionen zeigen, wurde schon spekuliert, ob sie eventuell unter einem Hirnschaden leiden. Allerdings sieht ihr Gehirn in der bildgebenden Diagnostik relativ unauffällig aus.

Des Weiteren sind Geburtskomplikationen, ein vernachlässigender Erziehungsstil ebenso wie Gewalt und bestrafendes Verhalten der Eltern sowie sexueller Missbrauch als Risikofaktoren für die APS relevant. Im späten Kindes- und frühen Jugendalter werden Einflüsse von Peergruppen beobachtet. Denn antisoziale Kinder verbünden sich früh mit ihresgleichen und werden von sozial verträglichen Kindern meist ausgegrenzt.

15.3 Epidemiologie und Verlauf

3 % der Männer und 1–2 % der Frauen in der Allgemeinbevölkerung sind von APS betroffen. APS tritt häufig komorbid auf, d. h. zusammen mit anderen psychischen Störungen. Typische Komorbiditäten sind ADHS und Suchtprobleme. Zudem treten die anti- bzw. dissozialen Persönlichkeitsstörungen (PS) oft komorbid mit weiteren PS auf. Die APS wird oft gemeinsam mit der narzisstischen und der Borderline-PS diagnostiziert. Allen genannten Störungen sind sich überlappende Symptome gemeinsam, was als ein möglicher Grund für das gemeinsame Auftreten zu verstehen ist. Zudem ist jeweils eine ausgeprägte Impulsivität zu beobachten.

Männer mit APS befinden sich häufig im Maßregelvollzug. Unter männlichen Häftlingen erfüllen 50–80 % die Diagnosekriterien einer APS, davon gelten allerdings nur 15 % als ausgeprägte Psychopathen. Neben antisozialen Charakteristika sind im Maßregelvollzug Suchtprobleme und intellektuelle Grenzbegabung häufige Begleitfaktoren männlicher APS. Frauen haben im Maßregelvollzug übrigens seltener eine APS und häufiger eine Borderline-PS.

Grundsätzlich verläuft eine APS chronisch stabil. Es kann Betroffenen jedoch gelingen, so mit ihren Anlagen umzugehen, sodass sie mit ihren Mitmenschen nicht in Konflikte geraten. Das gelingt ihnen dann besonders gut, wenn sie intelligent sind und wenig impulsiv.

15.4 Therapie und Prognose

Heutzutage geht man davon aus, dass es kleine psychische Störung gibt, die grundsätzlich nicht behandelbar ist. Selbst wenn eine ursächliche Behandlung der Symptomatik nicht möglich ist, kann immer noch ein besserer Umgang mit problematischen Anlagen erreicht werden. Die APS ist mit Sicherheit sehr schwer behandelbar. Einige Therapieansätze, die insbesondere im Maßregelvollzug eingesetzt werden, können aber in gewissem Umfang durchaus kriminalpräventiv wirken. Das bedeutet, dass auch Menschen mit APS lernen können, ein Leben ohne Straftaten zu führen. Nicht möglich ist es bis heute, aus einem APS-Betroffenen einen freundlichen, prosozialen Menschen zu machen.

Zur Behandlung kommen insbesondere Weiterentwicklungen aus der verhaltenstherapeutischen Perspektive in entsprechenden Settings zum Einsatz. Darüber hinaus können impulsives Temperament und Stimmungsschwankungen mit Medikamenten behandelt werden. Generell gilt jedoch, dass Behandlungen immer dann schwierig werden, wenn bei Patienten zusätzlich antisoziale Züge zu verzeichnen sind. Eine besonders schwierige Kombination ergibt sich bei sog. Triple-Diagnose-Patienten, die unter APS, Schizophrenie und Sucht leiden.

Beim erfolglosen Subtyp der APS ist mit einer schlechten Prognose zu rechnen, was ein angepasstes Leben in der Gesellschaft betrifft. Außerhalb des Maßregelvollzugs befinden sich dagegen häufig APS -Betroffene, die sich soweit kontrollieren können, dass sie nicht permanent mit dem Gesetz in Konflikt kommen. Diese sog. erfolgreichen APS-Betroffenen weisen sogar gerade aufgrund ihrer Persönlichkeit einige Eigenschaften auf, die sie im Leben erfolgreich machen können. In bestimmten Bereichen kann es nämlich von Vorteil sein, nicht zu einfühlsam mit anderen Menschen umzugehen und nicht vor Konfrontationen zurückzuschrecken. So hat sich gezeigt, dass antisoziale Eigenschaften im höheren Management und auch in der Politik nicht selten vertreten sind. Umgekehrt bedeutet das natürlich nicht, dass prosoziales Verhalten in diesen Bereichen unvorteilhaft ist. Darüber hinaus fühlen sich APS-Betroffene von Berufen angezogen, die ein hohes Maß an Risikobereitschaft und Furchtlosigkeit fordern.

16 Dependente Persönlichkeitsstörung (DEP)

16.1 Symptomatik

Hauptmerkmale der dependenten Persönlichkeitsstörung (DEP) (Abb. 16.1) sind eine Selbstwahrnehmung als hilflos und inkompetent sowie das Übertragen von Verantwortung für wichtige Bereiche des eigenen Lebens an andere. Menschen mit einer DEP haben große Probleme damit, alleine zu sein und selbstständig Entscheidungen zu treffen. Am liebsten würden sie auf Verantwortungsübernahme generell verzichten. Betroffene tragen stets Sorge dafür, dass immer jemand da ist, der für sie Entscheidungen trifft. Die sind ausgesprochen solidarisch, übernehmen freiwillig Aufgaben, um die sich die meisten Menschen nicht gerade streiten, sind spendabel u. v. m. Wenn Menschen mit DEP beispielsweise in Wohngemeinschaften leben (nachvollziehbarerweise eine bevorzugte Wohnform), ist es typisch, dass sie häufig die Spül- und Putzdienste übernehmen *(„Ich kann das gerne für dich machen, ich mache das wirklich gerne“)*,

A. Prölß et al., *Psychische StörungsBILDER*,
https://doi.org/10.1007/978-3-662-58288-6_16

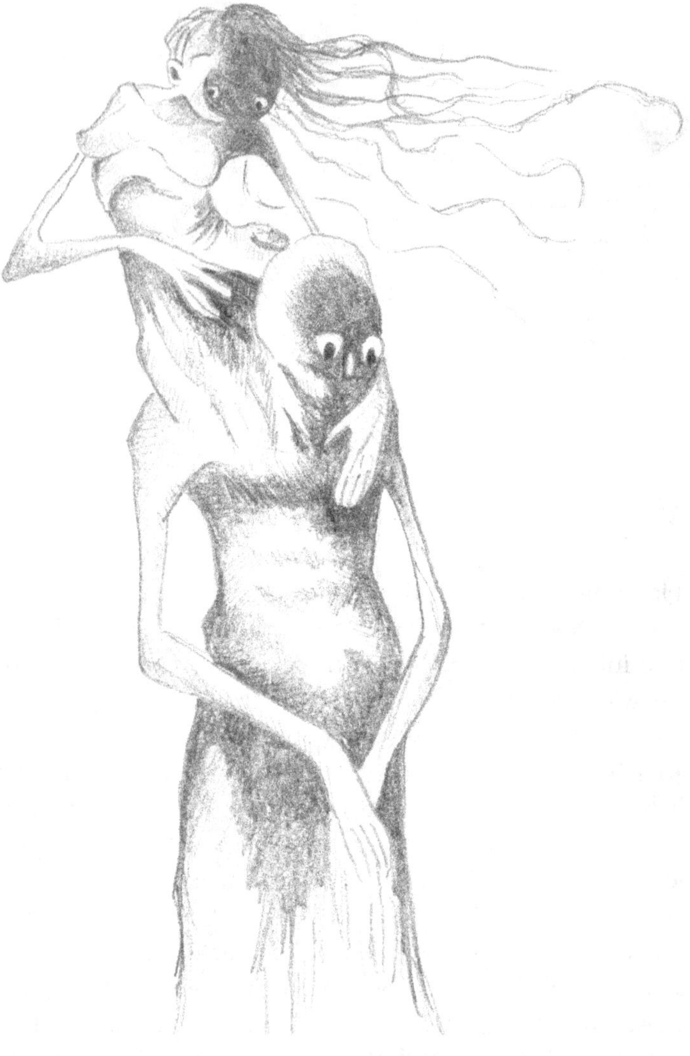

Abb. 16.1 Dependente Persönlichkeitsstörung. (Adaptiert nach Shawn Coss, mit freundlicher Genehmigung)

für die Mitbewohner einkaufen *(„Ich muss eh noch in die Stadt“)*. Daher sind dependent strukturierte Menschen häufig sehr beliebt und haben einen großen Freundeskreis.

Selbstverständlich scharen sich jedoch auch viele fragwürdige Freunde um sie, denen es weniger um die Freundschaft geht als um die diversen Vorteile, die eine solche Freundschaft mit sich bringt. Verändern sich die Betroffenen, möglicherweise aufgrund einer klärenden Psychotherapie, und achten daraufhin stärker auf ihre eigenen Bedürfnisse, dann sind vermutlich einige der sog. Freunde schnell nicht mehr verfügbar.

Auf den ersten Blick erscheinen Menschen mit DEP unterwürfig und konfliktscheu. Ganz falsch ist das natürlich nicht, denn sie könnten befürchten, durch einen Konflikt die Unterstützung des anderen zu verlieren. Auf der anderen Seite können sie recht fordernd sein, denn Verlässlichkeit und Solidarität sind die zentrale Bedürfnisse, die Menschen mit einer DEP nicht nur selbst leben, sondern auch von anderen erwarten. Sie treten durch ihr scheinbar selbstlos-aufopferndes Verhalten letztlich in eine Art Vorkasse, indem sie die Unterstützung durch andere geradezu erwarten, ohne dies jedoch offen zu kommunizieren. Wenn die Unterstützung ausbleibt, reagieren sie mitunter beleidig. Dies wird jedoch selten aggressiv ausgelebt, um die Beziehung nicht zu gefährden. Zumeist resultiert eine starke innere Enttäuschung *(„Ich habe drei Wochen für ihn geputzt, und jetzt hilft er mir nicht dabei, das richtige Auto auszusuchen")*. Der nach außen getragene Altruismus bei DEP ist somit letztendlich eher eine sehr subtil getarnte Manipulationsstrategie: Es geht nicht primär darum, anderen aus Freundlichkeit zu helfen, sondern darum, die eigenen Bedürfnisse nach Unterstützung und Solidarität zu befriedigen.

Ein weiteres Problem für Menschen mit DEP besteht darin, dass sie sich gänzlich ihrem Umfeld anpassen. Wenn ihr Partner beispielsweise Jura studiert, dann interessieren sich die DEP auch dafür. Denn damit, so rechtfertigen sie es für sich selbst, haben sie in der Beziehung immer ein interessantes gemeinsames Gesprächsthema. Liebt ihr nächster Partner jedoch das Bäckereihandwerk, dann reden sich DEP-Betroffene ein, eigentlich schon immer einen Faible für das Backen gehabt zu haben. Viele Betroffene können sich ihre jeweiligen Interessen so glaubhaft einreden, dass sie nicht mehr unterscheiden können, was sie selbst wollen und was die Interessen der anderen sind. Eine Folge davon ist, dass die eigenen Interessen allmählich in den Hintergrund und in Vergessenheit geraten. Im Lauf der Zeit findet also eine Entfremdung von den eigenen Wünschen und Bedürfnissen statt, was auf die Dauer nicht glücklich macht. Häufige Folgen sind zusätzliche depressive Entwicklungen.

Beziehungspartner von Menschen mit DEP stören sich häufig auch daran, dass es kaum möglich ist, Konflikte auszutragen. DEP-Betroffene wirken glatt und biegsam im Kontakt, um dem anderen zu entsprechen. Das kann für den anderen jedoch auch langweilig und uninteressant werden. So hat sich gezeigt, dass DEP-Betroffene oft negative Reaktionen und mehr Unzufriedenheit bei Partnern auslösen als Personen mit anderen Persönlichkeitsstörungen.

16.2 Entstehungsbedingungen

Wie bei anderen Persönlichkeitsstörungen wird hinsichtlich der Entstehung einer DEP von einer Kombination aus angeborenen und erworbenen Anteilen ausgegangen. Es gibt jedoch keine verlässlichen Daten aus Studien, die spezifische Risikofaktoren nahelegen. Es ist jedoch davon auszugehen, dass DEP-Betroffene in wichtigen Entwicklungsphasen nicht gelernt haben, für sich selbst einzustehen. Sie konnten nicht lernen, auch nur die kleinsten Dinge des Lebens selbst zu entscheiden und die Konsequenzen dafür zu verantworten.

16.3 Epidemiologie und Verlauf

Die typischen Charakteristika der DEP sind stark kulturabhängig. Die Diagnose wird daher vorwiegend in westlichen Industrienationen gestellt. Es gibt einen deutlichen Geschlechterunterschied: Frauen sind deutlich häufiger betroffen; lediglich ein Drittel sind Männer. Persönlichkeitsgestörte dependente Frauen korrespondieren übrigens gut mit persönlichkeitsgestörten narzisstischen Männern. Die Männer genießen es, von den dependenten Frauen bewundert zu werden, und die dependenten Frauen schätzen es, dass die narzisstischen Männer gerne für sie die Entscheidungen treffen. Entsprechend finden sich derartige Verbindungen nicht selten. Narzisstische Männer sind jedoch nicht sonderlich gut darin, Beziehungen lange aufrechtzuhalten. Sie lassen sich schnell wieder von neuen Reizen verführen, und damit sind Konflikte in der Beziehung vorprogrammiert.

Dass sich die Verteilung der Diagnosen verändern wird, wenn in unserer Gesellschaft die geschlechtsspezifischen Rollenstereotypen endgültig überwunden sind, ist übrigens nicht unwahrscheinlich.

Im zeitlichen Verlauf entwickeln DEP-Patienten häufig Depressionen, somatoforme Störungen oder Alkoholsucht. Letzteres liegt vermutlich daran, dass der dependente Lebensstil auf Dauer sehr unzufrieden macht, da er weit jenseits der eigenen Bedürfnisse liegt. Das gilt selbst dann, wenn Betroffene dies gar nicht bewusst registrieren. Und dies ist häufig der Fall. Das bedeutet, dass sich DEP-Betroffene an ihre jeweiligen Partner anpassen und sich einreden, die Interessengebiete des Partners eigentlich auch schon immer fasziniered gefunden zu haben. Durch gemeinsame Interessengebiete können DEP-Betroffene sicherstellen, immer ein anregendes Gespräch mit ihrem Partner führen zu können. So beruhigen sie ihre Angst vor dem Verlassenwerden. Der Körper scheint jedoch dennoch zu bemerken, dass die Betroffenen eigentlich fremdbestimmt und fern ihrer Bedürfnisse leben. Und Depressionen oder somatoforme Störungen sind prädestiniert für Menschen, die unter einer starken Entfremdung von sich selbst leiden.

16.4 Therapie und Prognose

Da sich Patienten mit DEP selbst so effektiv einreden, dass die Interessengebiete ihres Partners auch ihre eigenen sind, können sie das auch äußerst glaubhaft vermitteln. Folglich fällt es Therapeuten bei Patienten mit DEP schwer, die eigentliche Entfremdung zu identifizieren. Erfahrene Therapeuten werden dies jedoch im Laufe der Zeit bemerken und durch ein intensives Training der Achtsamkeit für sich selbst versuchen, eine bedürfniskongruentere Lebensführung der Patienten herbeizuführen. Eine spezifische Therapie für Menschen mit DEP gibt es jedoch nicht. Allerdings lassen sich Therapien, die generell für die Behandlung von Persönlichkeitsstörungen konzipiert wurden, teilweise auf die DEP übertragen. Ein Vorteil gegenüber vielen anderen Persönlichkeitsstörungen besteht darin, dass Menschen mit DEP schneller in Therapien kommen, da sie eine hohe Bereitschaft mitbringen, sich von anderen Menschen helfen zu lassen. Dennoch ist die DEP deutlich ich-synton, d. h., die Betroffenen nehmen ihre dependente Struktur nicht als problematisch wahr. Ihre Gründe, eine Therapie aufzusuchen, sind depressive und/oder Angstsymptome

Im Rahmen der Behandlung arbeiten DEP-Betroffene scheinbar hervorragend mit. Sie machen stets die Hausaufgaben, die der Therapeut gestellt hat, und machen alles mit, was der Therapeut wünscht. Allerdings liegt dies letztlich am dependenten Verhaltensstil, der ja das zentrale Problem darstellt. Die Therapie beginnt also erst dann gut zu laufen, wenn Betroffene beginnen, schwierig und eigensinnig zu werden, und gegen Interventionen aufbegehren, sich wehren, eigenständig denken und handeln. Therapeuten müssen folglich dependentes Verhalten von guter Mitarbeit in der Therapie genau unterscheiden, was nicht einfach ist.

Dazu kommt, dass es Betroffenen schwerfällt, sich am Ende der Therapie vom Behandler zu lösen. So kann es gegen Therapieende zu diversen Krisensituationen kommen. Letztendlich ist die hohe Beziehungsfähigkeit aber ein prognostisch eher günstiges Merkmal, da es gelingt, eine therapeutische Beziehung aufzubauen. Dann können Therapeuten allmählich damit beginnen, die Eigenständigkeit und Verantwortungsübernahme ihrer Patienten zu stärken. Viele Patienten verwechseln dann das Abgeben von Verantwortung durch den Therapeuten mit „Im-Stich-gelassen-werden". Ein typischer Satz von Therapeuten mit dependenten Patienten lautet daher: „Ich unterstütze Sie dabei, selbstständig Entscheidungen zu treffen".

17 Autismus-Spektrum-Störung (ASS)

17.1 Symptomatik

Bei Autismus-Spektrum-Störungen (ASS) (Abb. 17.1) handelt es sich um Störungen, die bereits von frühester Kindheit an bestehen und auch nicht therapiert werden können. Bis vor kurzem wurde noch zwischen verschiedenen Autismus-Typen unterschieden, heute werden sie unter der Bezeichnung Autismus-Spektrum-Störungen (ASS) zusammengefasst. Die Kernsymptomatik ist das Fehlen der Intuition in Bezug auf andere Menschen. ASS-Betroffene können sich nicht in andere einfühlen, und sie reagieren auch nicht intuitiv auf soziale Signale. Nicht-sprachliche Stilmittel wie Blickkontakt enthalten für sie keinerlei soziale Information, ebenso wenig wie Gestik und Mimik. Während Menschen unter gesunden Umständen über das Blickverhalten etwa ein Interesse am anderen ausdrücken können, ist das Blickverhalten für autistisch strukturierte Personen nicht informativ.

A. Prölß et al., *Psychische StörungsBILDER*,
https://doi.org/10.1007/978-3-662-58288-6_17

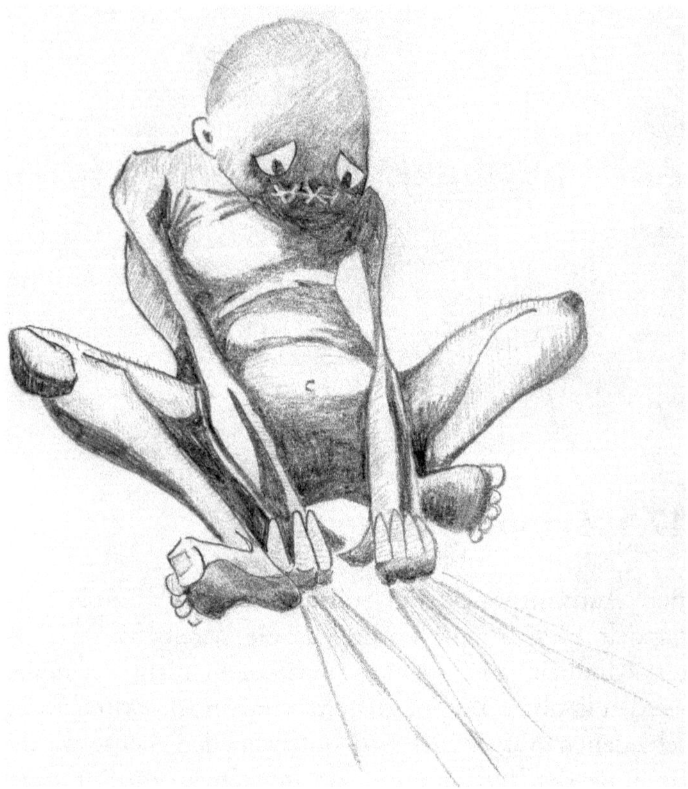

Abb. 17.1 Autismus-Spektrum-Störung. (Adaptiert nach Shawn Coss, mit freundlicher Genehmigung)

Dennoch ist die Intelligenz häufig nicht beeinträchtigt. Zumindest diejenigen Betroffenen, die als hochfunktionale Asperger-Autisten bezeichnet werden, haben in der Regel keine Intelligenzdefizite. Entgegen eines häufigen Vorurteils sind sie aber auch nicht alle super-intelligent. Es gibt zwar die Subgruppe der sog. Savants, die in einzelnen Leistungsbereichen unfassbare Fähigkeiten besitzen, doch entspricht dies nicht dem üblichen Charakter des hochfunktonalen Autisten.

Da Autisten das intuitive Verstehen anderer Menschen fehlt, haben sie große Schwierigkeiten in der sozialen Interaktion und Kommunikation. Viele Betroffene sind zwar in der Lage, sich über den Verstand ein Verständnis für andere Menschen anzueignen, so wie „Vokabeln einer Fremdsprache", doch das macht Interaktion enorm anstrengend. Interaktion wird zu einer Denksportaufgabe. Da unsere Welt auf soziale Interaktion ausgerichtet ist, brauchen ASS-Patienten immer wieder Phasen der Erholung, um funktionieren zu können. Viele von ihnen ziehen daher den Umgang mit der materiellen und sächlichen Umwelt einem Umgang mit Menschen vor. Denn Menschen sind, wenn die Intuition dafür fehlt, schwer zu begreifen, und sie verhalten sich oft unlogisch und unberechenbar.

Vielen ASS-Betroffenen fällt es darüber hinaus schwer, Reize aus der Umgebung zu sortieren und zu filtern. So kommt es leicht zu einer Reizüberflutung, Und was bereits gesunde Menschen nahezu überfordert – beispielsweise, an einem Samstagmittag durch die Fußgängerzone einer Großstadt zu flanieren –, ist für ASS-Menschen eine reine Katastrophe.

ASS-Erfahrenen fehlt zudem der Zugang zu diversen kommunikativen Stilmitteln. Bereits als Kinder spielen sie nicht das „So-tun-als-ob-Spiel". Während gesunde Kinder gerne in verschiedene Rollen schlüpfen und sich so ausprobieren, ist ASS-Betroffenen dieser Kanal verschlossen. Eine Folge davon ist, dass ihnen Ironie und Humor nicht zugänglich sind, denn auch das erfordert ein „So-tun-als-ob". Mit jeglichen Zweideutigkeiten haben sie Schwierigkeiten. Sie bevorzugen eine klare und direkte Kommunikation. Auch das Lügen fällt ihnen daher schwer, was sie wiederum äußerst sympathisch macht.

Aufgrund der Tendenz, schnell überfordert zu sein, da sie in einer Welt leben, die nicht für gemacht zu sein scheint, eignen sich viele ASS-Betroffene gewisse Rituale und stereotype Abläufe an. Dazu zählt das Wiederholen von bestimmten Abläufen, z. B. ritualisierte Tagesabläufe oder die unveränderte Speisenfolge am Tag über Jahre hinweg. Hilfreich sind für sie auch besondere Ordnungsvorlieben und Spezialinteressen, z. B. Sortieren von Büchern nach Farbe und Größe, minutiöse Kenntnisnahme von Bahnfahrplänen, Stadtplänen, Weihnachtsliedern u. v. m. Derartige Beschäftigungen helfen Menschen mit ASS dabei, sich aus der komplexen Umwelt etwas zurückzuziehen, und werden als außerordentlich angenehm und erstrebenswert erlebt. Zudem lieben die Betroffenen klare Regeln und hassen Überraschung und Spontanität.

Da sich ASS-Betroffene das mentale Erleben ihrer Mitmenschen mühsam rational erschließen müssen, wirken sie in der Interaktion meist eigenartig. Denn bestimmte automatisierte Abläufe wie die Dauer des Blickkontakts, die einzunehmende Distanz zum Gegenüber u. v. m. sind bei ASS leicht verändert. Was unser soziales Miteinander so natürlich und selbstverständlich macht, wird zu weiten Teilen von unserem sozialen Autopiloten reguliert; und wenn dieser entfällt, merkt das ein gesundes Gegenüber in der Interaktion meist intuitiv. Gesunde erleben dies als eine Störung ihrer eigenen Intuition, d. h., sie spüren, dass etwas nicht stimmt. Neben dem sichtbaren Verhalten ist in der Regel auch die Sprache betroffen, welche ungewöhnlich klingt, da ja bestimmte Stilmittel wie Humor, Ironie, Bilder und Metaphern nicht zur Verfügung stehen.

Umgekehrt haben ASS-Betroffene viele Ressourcen. Sie können sich ausgiebig mit bestimmten Tätigkeiten befassen, haben also durchaus eine hohe Leistungsfähigkeit. Wichtig ist es, eine Nische zu finden, in der sich Betroffene wohlfühlen. Mittlerweile gibt es sogar Arbeitsagenturen, die sich auf die Vermittlung von Menschen mit ASS an Arbeitgeber spezialisiert haben. Denn für bestimmte Bereiche sind sie geradezu prädestiniert. Es ist allerdings ein Vorurteil, dass alle ASS-Erfahrenen Programmierer sein wollen oder in einem Chemielabor arbeiten sollten. Es gibt sogar eine Psychotherapeutin mit ASS – wobei das vermutlich doch eher die Ausnahme bleibt. Ein Beispiel für die hohe Leistungsfähigkeit bei ASS liefert ein Betroffener, der fast die gesamte Wikipedia-Sparte zu bestimmten historischen Ereignissen in einer bestimmten Zeitspanne akribisch Jahr für Jahr formuliert hat. In kürzester Zeit hat er eine unfassbare Menge an Information generiert. Ein sog. Gesunder hätte das vermutlich nur schwer auf diese Weise hinbekommen.

17.2 Entstehungsbedingungen

Autismus wird durch mehrere miteinander interagierende Gene begünstigt. Die Vererbung erklärt bis zu 90 % der autistischen Entwicklung und hat damit, gemessen an anderen psychischen Störungen, einen enorm hohen Anteil. Allerdings ist nicht abschließend geklärt, welche Gene beteiligt sind. Es wird jedoch angenommen, dass die genetischen Veränderungen zu einer Entwicklungsstörung des Gehirns führen. Veränderungen wurden in verschiedenen Hirnregionen gefunden; allerdings sind sie so gering, dass sie sich nicht eignen, um einzelne Personen beispielsweise mittels einer bildgebenden Diagnostik zu identifizieren (z. B. mit MRT-Bildern). Neben der Genetik können diverse andere Faktoren dazu beitragen, die Hirnentwicklung nachhaltig zu stören bzw. zu verändern. Dazu zählen frühe Störungen während der Schwangerschaft, z. B. aufgrund von Infektionen der Mutter, oder auch Geburtskomplikationen.

17.3 Epidemiologie und Verlauf

Bei 3 % der Jungen und 1 % der Mädchen entwickelt sich eine ASS. In den vergangenen 15 Jahren sind die ASS-Raten um fast 60 % angestiegen, wobei unklar ist, ob tatsächlich mehr Menschen eine ASS entwickeln oder ob sich die Diagnostik verbessert hat und Betroffene eher erkannt werden. Folglich gibt es aktuell so viele Autismus-Sprechstunden und -Ambulanzen wie nie zuvor.

Autismus hat eine große gesundheitspolitische Bedeutung, denn er bindet enorme Ressourcen, zum einen bei den betroffenen Familien, zum anderen bei den sozialen Einrichtungen, die die betroffenen Kinder versorgen.

17.4 Therapie und Prognose

Autismus ist bis heute nicht ursächlich behandelbar. Ziele der Behandlung sind daher ein möglichst guter Umgang mit der Symptomatik sowie eine Anpassung an die Gesellschaft, unter Einbeziehung des sozialen Umfeldes der Betroffenen. Erste psychotherapeutische Programme für ASS wurden von der Verhaltenstherapie vorgestellt. Inhalte der Behandlung sind soziale Kompetenztrainings, Umgang mit Stress und Vermitteln von Entspannungsmethoden, bis hin zu einer Verbesserung der Alltagsfunktionsfähigkeit. Darunter können ganz grundlegende Dinge fallen wie die Organisation von Routinen des täglichen Lebens. Im Erwachsenenalter spielt darüber hinaus die berufliche Integration eine wesentliche Rolle, weil sie nicht nur wirtschaftliche Unabhängigkeit und Autonomie gewährleistet, sondern auch das Selbstwertgefühl steigert und eine Möglichkeit zur Teilhabe am gesellschaftlichen Leben bietet.

Auch wenn die Kernsymptomatik pharmakologisch nicht beeinflussbar ist, so bildet die Pharmakotherapie doch einen festen Bestandteil der therapeutischen Bemühungen. Denn viele ASS-Erfahrene entwickeln zusätzlich andere psychische Störungen wie Depressionen oder Zwänge, aber auch ADHS und Tics.

18 ADHS im Erwachsenenalter

18.1 Symptomatik

Die Aufmerksamkeitsdefizit-/Hyperaktivitätsstörung (ADHS) (Abb. 18.1) ist eine psychische Störung, die im Kindesalter beginnt und sich bei jedem zweiten Betroffenen bis ins Erwachsenenalter hinein fortsetzt. Die Kernsymptomatik besteht aus Unaufmerksamkeit, Hyperaktivität sowie Impulsivität.

Im Bereich der Aufmerksamkeitsstörung weisen Erwachsene Konzentrationsstörungen auf und sind leicht ablenkbar. Typisch dafür ist es, mehrere Aufgaben gleichzeitig zu beginnen, ohne diese zu beenden. Betroffene zeigen Schwierigkeiten bei der Organisation von Alltagsaktivitäten und weisen ein schlechtes Zeitgefühl auf. Anfänglich können sie ihre Unpünktlichkeit vielleicht noch mit einem Augenzwinkern weglächeln. Kommt es jedoch ständig vor, dass sie Termine vergessen oder viel zu spät kommen, wird das irgendwann nicht mehr toleriert. Insbesondere Arbeitgebern

A. Prölß et al., *Psychische StörungsBILDER*,
https://doi.org/10.1007/978-3-662-58288-6_18

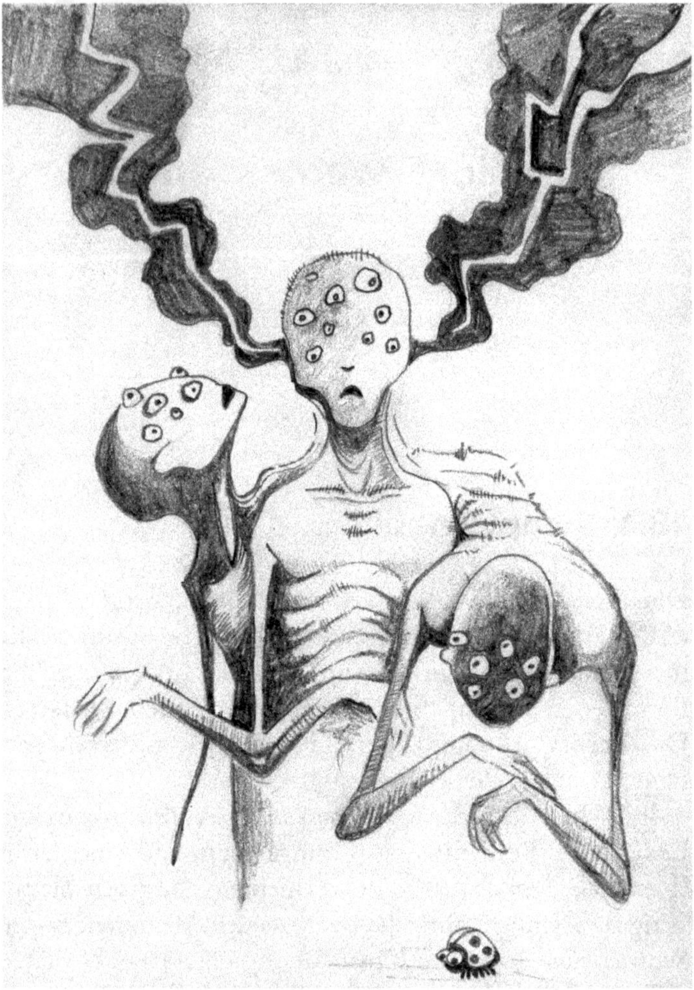

Abb. 18.1 ADHS im Erwachsenenalter. (Adaptiert nach Shawn Coss, mit freundlicher Genehmigung)

gefällt das nicht. ADHS-Betroffene verlegen darüber hinaus immer wieder verschiedene Dinge und vergessen, wo das war, oder sie lassen ihre Tasche im Bus liegen und den Geldbeutel an der Supermarktkasse.

Während sich die Hyperaktivität bei Kindern vorwiegend körperlich zeigt (z. B. Fußwippen), weicht sie bei Erwachsenen einer quälenden inneren Unruhe. Sie meiden dann Kino- oder Theaterbesuche, weil sie nicht stillsitzen können. Auch das Anstehen in einer langen Schlange kann für jemanden mit ADHS quälend sein.

Weitere Symptome sind Impulsivität und Sprunghaftigkeit. Betroffene wechseln häufig die Arbeitsstelle und führen eher kurze Beziehungen. Ansonsten fallen sie dadurch auf, dass sie Gesprächspartnern ins Wort fallen, häufig sehr schnell reden und lebhaft sind. Das macht sie auf der anderen Seite auch zu unterhaltsamen Zeitgenossen, mit denen es Spaß machen kann, Zeit zu verbringen. Sie verabscheuen Langeweile, was zur Folge hat, dass sie vieles dafür tun, dass es spannend und unterhaltsam bleibt. Ähnlich wie Menschen mit dem Borderline-Problem geht auch AHDS mit Stimmungsschwankungen einher. Generell können Menschen mit ADHS ihre Gefühle nur schlecht kontrollieren.

18.2 Entstehungsbedingungen

Sowohl genetische als auch Umwelteinflüsse spielen bei der Entstehung und Aufrechterhaltung der Störung eine wichtige Rolle. Allerdings dürften beim ADHS die biologischen Faktoren deutlich im Vordergrund stehen, und eine Vererbung der Symptomatik ist wahrscheinlicher als bei den meisten anderen psychischen Störungen. So erfüllen die biologischen Eltern von ADHS-Betroffenen oft selbst die Kriterien der Erkrankung. Genetische Veränderungen führen vermutlich zu Veränderungen im dopaminergen System. Dies wiederum steht direkt mit der Symptomatik in Zusammenhang. Das zeigt sich auch daran, dass Medikamente, die einen gesteigerten Dopaminhaushalt erzeugen, die Symptome der ADHS auf der

Stelle reduzieren. Bei den meisten anderen psychischen Störungen ist ein solch unmittelbarer Zusammenhang zwischen Medikation und Symptomatik nicht bekannt. Denn Depression, Angst oder Zwänge reagieren erst nach Wochen auf die Einnahme einer Medikation.

Neben der Genetik sind frühe schädigende Einflüsse auf das Gehirn von Kindern relevant. Der Konsum von Alkohol und Nikotin von Müttern während der Schwangerschaft ist beispielsweise mit erhöhter ADHS-Wahrscheinlichkeit ihrer Kinder assoziiert.

Neuere Studien weisen zudem darauf hin, dass ADHS-Betroffene anders auf Belohnungsreize reagieren als Gesunde. Das passt zu den zuvor genannten Befunden, denn das Belohnungssystem im Gehirn wird auch von Dopamin reguliert. ADHS wird mit einer erhöhten Schwelle für Belohnungserleben in Verbindung gebracht. Das bedeutet, dass Betroffene stärkere Reize benötigen, um angenehme Belohnungsgefühle zu erleben. Ein weiterer biologischer Befund ist die reduzierte Fähigkeit, aufkommende Impulse zu hemmen.

18.3 Epidemiologie und Verlauf

Für das Kindesalter wird in Deutschland die Häufigkeit für ADHS mit 4,8 % angegeben, wobei viermal so viele Jungen betroffen sind wie Mädchen. Jedes zweite betroffene Kind nimmt die Symptomatik mit ins Erwachsenenalter. Die restlichen 50 % entwickeln entweder geringere Restsymptome von ADHS, eine Borderline-Störung (BPS), oder sie werden gesund. Wenn im Kindesalter übrigens zusätzlich zur klassischen ADHS antisoziale Verhaltensweisen vorliegen wie z. B. lügen, Schule schwänzen, stehlen, andere Kinder bedrohen oder schlagen sowie Tiere quälen, dann entwickelt sich im Erwachsenenalter sehr oft eine Anti- oder Dissoziale Persönlichkeitsstörung (APS/DPS). ADHS, BPS und APS/DPS weisen auf der Ebene der Symptome einige Überschneidungen auf, insbesondere die hohe Impulsivität. Aber auch der instabile emotionale Haushalt ähnelt sich bei diesen Störungsbildern sehr.

Im Erwachsenenalter gleicht sich die Zahl der Betroffenen bei den Geschlechtern ein wenig an, da nur noch doppelt so viele Betroffene männlich sind.

Die psychosozialen Folgen einer ADHS im weiteren Lebenslauf haben eine relativ hohe Tragweite. Betroffene haben häufiger Unfälle, lassen sich öfter scheiden, werden häufiger gekündigt und erreichen oft nicht ihr volles Leistungsniveau. Beispielsweise absolvieren sie trotz teils hoher Intelligenz geringere schulische oder berufliche Abschlüsse und verglichen mit gleich intelligenten Gesunden machen seltener Abitur. Schließlich wurde eine erhöhte Anzahl an unerwünschten Schwangerschaften sowie ein erhöhtes Risiko für sexuell übertragbare Krankheiten berichtet. Im Straßenverkehr weisen Patienten mit ADHS ein erhöhtes Unfallrisiko auf.

18.4 Therapie und Prognose

Bei stark ausgeprägtem ADHS steht die medikamentöse Behandlung im Vordergrund, weil sie eine sehr hohe Effektivität aufweist und der Psychotherapie damit weit überlegen ist. Zumindest gilt das für schwerere Ausprägungen der Störung. Bei leichten ADHS-Symptomen dagegen kann auch eine reine Psychotherapie erfolgen. Trotz hoher Wirksamkeit muss bedacht werden, dass die Medikamente, die bei ADHS gegeben werden, Amphetamine bzw. den Amphetaminen verwandte Stoffe (Stimulanzien) sind, die dauerhaft gegeben werden müssen, da bei Absetzen der

Medikation die Symptome wieder einsetzen. Eine Langzeitgabe von Amphetaminen wiederum wirkt sich nachhaltig ungünstig auf den Körper aus: Bei dauerhaft mit Stimulanzien medizierten Kindern ist das Wachstum verringert und sie haben eine geringere Gewichtseinwicklung, gemessen an gesunden Gleichaltrigen. Dennoch ist die Frage der Medikation immer eine Frage der Abwägung. Denn ein stark ausgeprägtes ADHS kann die schulische Laufbahn Betroffener so negativ beeinflussen, dass die Nebenwirkungen der Behandlung in Kauf genommen werden können. Bei leichterer Ausprägung des ADHS sollte immer erst eine reine Psychotherapie versucht werden. Reicht dies nicht aus, kann immer noch auf ergänzende Medikation zurückgegriffen werden.

Bei erwachsenen Patienten wird dagegen das relativ hohe Abhängigkeitspotenzial von Stimulanzien kritisch diskutiert. Es gibt Befunde, die darauf hinweisen, dass der nicht missbräuchliche Konsum von Stimulanzien als ärztliche verordnete Medikation mit keinem erhöhten Suchtrisiko assoziiert ist. Allerdings werden auch Befunde berichtet, die ein Suchtrisiko durchaus nahelegen. Zudem werden die Medikamente von Betroffenen oft nicht lediglich entsprechend der ärztlichen Verordnung eingenommen, sondern häufig auch überdosiert, um eine Rauschwirkung zu erzielen.

Der Amphetamineffekt ist eigentlich paradox, denn die Substanz ist ein Stimulans, welches bei gesunden Konsumenten zu einer starken Aktivierung führt. Bei hoher Dosierung stellt sich bei gesunden Konsumenten eine ADHS-ähnliche Symptomatik ein. Bei ADHS-Patienten wirken Stimulanzien dagegen beruhigend. Dieser Effekt ist so deutlich, dass die Frage nach der Wirkung von Amphetaminen fast ausreicht, um eine ADHS-Diagnose zu bestätigen oder abzulehnen. Es scheint, als ob sowohl ein zu niedriger als auch ein zu hoher Dopaminspiegel mit

Unruhe und Konzentrationsstörungen zusammenhängen. Daher werden Gesunde auch entsprechend unruhig, wenn sie Amphetamine konsumieren, wodurch der Dopaminspiegel in den überhöhten Bereich kommt. Bei ADHS scheint der Dopaminspiegel erniedrigt zu sein. Konsumieren sie Amphetamin, kommt der Pegel in den optimalen Bereich, was die Konzentration steigert. Wenn sie dann jedoch noch weiter konsumieren, überschreiten sie den optimalen Bereich und werden wieder unruhig.

Die Medikation mit Substanzen, die den Dopaminspiegel erhöhen, ist bei ADHS sehr erfolgreich. Die Wirkung setzt bereits direkt nach der Einnahme ein. Das bemerken Betroffene übrigens häufig selbst, wenn sie Amphetamine ausprobieren. Daher handelt es sich auch bei vielen chronischen Amphetaminkonsumenten um nicht diagnostizierte ADHS-Betroffene, deren Drogenkonsum eine Selbstmedikation darstellt. Häufig beenden sie den Drogenkonsum, sobald ihnen entsprechende Medikamente verschrieben werden.

In den letzten Jahren wurden im deutschsprachigen Raum zudem diverse Psychotherapien für ADHS vorgestellt. Eine erfolgreiche Variante ist beispielsweise die sogenannte Dialektisch Behaviorale Therapie für Patienten mit einer Borderline-Störung, welche einige Überschneidungen mit ADHS aufweist. Die zahlreichen genannten negativen Folgen einer ADHS können mit hoher Sicherheit einigermaßen kompensiert werden, wenn die Betroffenen eine geeignete Therapie absolvieren und Medikamente nehmen. Möglicherweise sind sie dann sogar sehr beliebte Zeitgenossen, denn ihre Lebhaftigkeit und Spontanität wird von vielen Menschen sehr geschätzt – und langweilig wird es sicherlich selten, wenn man die Zeit mit einem ADHS-Betroffenen verbringt. Damit soll das Leid, welches die Erkrankung erzeugen kann, nicht bagatellisiert werden. Aber psychische Störungen sind etwas sehr Komplexes, und die Symptome psychischer Störungen sind zumeist nicht eindimensional im Sinne von „vorhanden ist gleich schlecht" und „abwesend ist gleich gut" zu verstehen. Häufig ist es eine Frage der Intensität, die darüber entscheidet, ob sich Leidensdruck einstellt oder ob Betroffene sogar von ihrer Anlage profitieren. Und ADHS-Betroffene sind oft, wenn es ihnen gelingt, ihre Symptome zu reduzieren, lebhafte und spontane ebenso wie ansteckend begeisterungsfähige Mitmenschen.

In den vergangenen 10 Jahren sind in deutschen Großstädten ADHS-Ambulanzen und -Sprechstunden wie Pilze aus dem Boden geschossen. Dies verdeutlicht auf der einen Seite einen hohen Bedarf. Auf der anderen Seite lässt es hoffen, dass sich die Behandlung immer mehr verbessert und die Langzeitbefunde der Betroffenen immer positiver ausfallen.

GPSR Compliance
The European Union's (EU) General Product Safety Regulation (GPSR) is a set of rules that requires consumer products to be safe and our obligations to ensure this.

If you have any concerns about our products, you can contact us on

ProductSafety@springernature.com

In case Publisher is established outside the EU, the EU authorized representative is:

Springer Nature Customer Service Center GmbH
Europaplatz 3
69115 Heidelberg, Germany

www.ingramcontent.com/pod-product-compliance
Lightning Source LLC
LaVergne TN
LVHW020347260326
834688LV00045B/1590
* 9 7 8 3 6 6 2 5 8 2 8 7 9 *